慢性病体质养生指导系列丛书

气管炎体质养生指导

张晓天　庞辉群　主编

科学出版社
北京

U0808530

内 容 简 介

本书以“治未病”理论为基础，从中医体质学角度出发，分四个章节全面阐述了中医对气管炎的理论认识、气管炎的辨证分型、常用的中药、中医外治法等，并对气管炎患者中常见的体质进行了分析，提供了药膳、药茶、穴位按压等调养方法。同时，对气管炎的常见并发症及其日常调养方法进行介绍。本书集科学性、实用性于一体，可供广大气管炎患者及易患人群参考使用。

图书在版编目(CIP)数据

气管炎体质养生指导/张晓天，庞辉群主编. —北京：科学出版社，2015.8
(慢性病体质养生指导系列丛书)
ISBN 978-7-03-045374-7

Ⅰ.①气… Ⅱ.①张… ②庞… Ⅲ.①气管炎-养生(中医) Ⅳ.①R256.12

中国版本图书馆 CIP 数据核字(2015)第 186005 号

责任编辑：朱 灵 陆纯燕
责任印制：谭宏宇 / 封面设计：殷 靓

科学出版社 出版
北京东黄城根北街 16 号
邮政编码：100717
http://www.sciencep.com
南京展望文化发展有限公司排版
上海欧阳印刷厂有限公司印刷
科学出版社发行 各地新华书店经销

*

2015 年 8 月第 一 版 开本：A5(890×1 240)
2015 年 8 月第一次印刷 印张：5 1/2
字数：99 000

定价：28.00 元

《气管炎体质养生指导》
编辑委员会

主　编　张晓天　庞辉群

副主编　季晶俊

编　委（按姓氏笔画排序）

朱　婷　李海燕　张轶英

张晓天　呼怡媚　季晶俊

庞辉群　谈晓红　缪　佳

丛 书 序

20 世纪初，四明医院（曙光医院前身）延医施诊；21 世纪初，曙光医院已发展成为位列上海十大综合性医院的三级甲等综合性中医院、上海中医药大学附属医院，从四明医院慈善济困开始，到如今“大医德泽、生命曙光”医院精神的秉持，百年传承中，曙光人始终将“未病先防、既病防变”的中医“治未病”理念作为自己的服务宗旨。从健康俱乐部到健康宣讲团，从曙光中医健康热线到杏林讲坛，弘扬中医药文化、普及中医药知识一直是曙光人不懈努力的方向。

近日，曙光医院拟整合现有资源，实施“中医药文化科普教育基地建设工程”，建设目标是实现科普教育的整体策划、分步推进、资源联动，产生规模效应，探索建立中医药科普教育的多维立体传播模式。该项目成功入选“上海市进一步加快中医药事业发展三年行动计划（2014 年—2016 年）”建设项目。此外，曙光医院还承担了由上海市中医药发展办公室部署的“中医健康素养促进项目”。在这两个项目的建设要求中，科普读物的编写和出版均为重要组成部分。

欣闻本院治未病中心的医务人员积极编写“慢性病体质养生指导系列丛书”，因而欣然同意纳入我们的科普建设项目，并愿意给予各方面的支持。

曙光医院治未病中心是以人类健康为中心，开展个体化预防、保健和诊疗服务，普及“未病先防”的中医健康理念，实施中医体质评估、健康体检、健康咨询指导和综合治疗的临床科室。科室除承担医教研任务外，大力开展中医药科普教育和培训工作，是道生四诊仪上海中医药大学培训基地、WHO上海健康科普教育基地，同时还是“治未病”进社区的主要推动实施者。这次“慢性病体质养生指导系列丛书”的编写，正是他们在亚健康人群及常见慢性病人群健康管理方面所具备深厚实力的又一次展现。

我相信无论是慢性病患者、健康关注者还是临床医务人员，这都是一套十分值得阅读的好书！

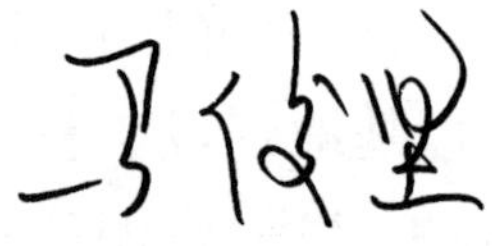

上海中医药大学附属曙光医院党委书记

2015年7月

前　言

气管炎是呼吸科常见病、多发病，受环境因素影响，全世界气管炎患者和发病率每年都在急速上升。世界各国医学界都在都在提倡全民参与预防气管炎。要想很好地预防一种疾病，首先就要对这种疾病及自己的体质有充分的了解。为此，我们组织了相关医务工作者编写此书，希望读者通过阅读《气管炎体质养生指导》后，能够正确认识此病，并积极防治该病的发生与发展，达到未病先防，既病防变的目的。

《气管炎体质养生指导》共分四章。第一章总论阐述西医、中医对气管炎的认识，让气管炎患者学会正确判定自己属于哪一阶段、类型的气管炎，是否为易患气管炎的人群；第二章介绍气管炎患者的中医养生方法，从生活调摄、药膳与药茶、运动疗法、外治方法等多个方面进行了详细论述；第三章汇总了常见体质，如气虚质、阳虚质、阴虚质、湿热质、痰湿质气管炎患者的中医养生方法指导，便于气管炎患者参考使用；第四章简述气管炎常见并发症的中医养生方法，如慢性阻塞性肺病、支气管肺炎、支气管扩张。

由于编者水平有限，书中难免有不完善之处，难尽人意，望广大读者不吝赐教和指正。

目　录

第一章
总　论

中医对气管炎的认识

气管炎的中医概念

气管炎归属中医“咳嗽”、“喘证”、“痰饮”等范畴，咳喘之疾，其病在肺，而肺之虚实皆可导致咳喘。早在《黄帝内经》中就有记载，如《素问·五常政大论》云：“金不及……其发咳喘，其脏肺……其病喘。”指出了咳喘之疾，其病在肺，而肺之虚实皆可导致咳喘。《黄帝内经》对咳嗽的成因、症状及证候分类、证候转归及治疗等问题已作了较系统的论述，阐述了气候变化、六气影响及肺可致咳嗽，如《素问·宣明五气》说：“五气所病……肺为咳。”《素问·咳论》更是一篇论述咳嗽的专篇，指出“五脏六腑皆令人咳，非独肺也”，强调了肺脏受邪以及脏腑功能失调均能导致咳嗽的发生。对咳嗽的症状按脏腑进行分类，分为肺咳、心咳、胃咳、膀胱咳等，并指出了证候转归和治疗原则。汉代张仲景在《金匮要略》中专篇论述指出“病痰饮者，当以温药和之”的治疗原则，并创制了苓桂术甘汤、肾气丸、苓甘五味姜辛汤等方剂。咳嗽是因外感六淫，脏腑内伤，影响于肺所致有声有痰之症。

气管炎的中医分类

历代医家对咳嗽的命名及分类不一。

《素问·咳论》是以五脏六腑而定名的，如肺咳、肝咳、心咳、脾咳、肾咳、胃咳、胆咳、大肠咳、小肠咳、膀胱咳、三焦咳等。

《诸病源候论·咳嗽候》有十咳之称，即除五脏咳外，尚有风咳、寒咳、胆咳、厥阴咳、支咳。

明代张景岳把咳嗽明确地分为外感与内伤两大类，为简而有纲，颇为临床实用，如《景岳全书·咳嗽》曰：“咳嗽之要，止惟二证，何为二证？一日外感，一日内伤，而尽之矣。”

气管炎的病因病机

本病的致病原因为外感与内伤，外感为六淫外邪侵袭肺系，内伤主要是脏腑功能失调。

本病的发生与发展常与外邪的反复侵袭，肺、脾、肾三脏功能失调密切相关。急性发作期，大多因肺气虚弱，卫外不固外邪入侵，以致咳嗽反复发作；或因久咳不已、反复发作，或因年老体虚，肺脾肾气虚，水津不布，痰饮内停，阻遏于肺，引起长期咳喘，或因吸咽、饮酒等因素伤及于肺，进而形成本病。病变经久不愈，则肺脾损及于肾，故病情严重者常伴有气喘不能平卧，动则尤甚等肾不纳气之候。

感受外邪

主要为感受风邪。风邪致病，首犯肺卫，肺为邪侵，壅阻肺络，气机不宣，清肃失司，肺气上逆，则致咳嗽。风为六淫之首，其他外邪多随风邪侵袭人体，所以外感咳嗽常以风为先导，或挟寒，或挟热，或挟燥，其中尤以风邪挟寒者居多。若风夹寒邪，风寒束肺，肺气失宣，则见咳嗽频作，咽痒声重，痰白清稀；若风夹热邪，风热犯肺，肺失清肃，则致咳嗽不爽，痰黄黏稠。若风夹燥邪，风燥犯肺，肺失清肃，耗伤肺津，则致喉痒干咳，无痰或痰少而粘连成丝，咳痰不爽，或痰中带有血丝。

痰湿阻肺

痰湿内阻，胸膈满闷，脘腹胀满，舌苔厚腻，而致脾肺同病，脾湿酿痰，阻滞肺窍，湿为缠绵之邪，故其发为咳嗽多经久不愈，成为慢性咳嗽。

痰热内阻

病初多为风寒袭肺，久而不愈，风寒化热，痰热壅肺，胸闷气急，口干舌燥，痰黄而稠，阻塞气道，而致咳嗽久治不愈。

肝火犯肺

肝主疏泄，七情抑郁或恼怒伤肝，肝气郁结，日久化火，肝火横逆，木火刑金，则咳嗽连声，痛引胸胁，痰黏难出，甚则咯血，肝火不清，咳嗽难愈。

瘀血阻滞

心血瘀滞，咳呛短气，卧则加剧，或痰中带血，舌有瘀点，多因心肺同病，血瘀气滞，久咳不已。

阳虚气弱

咳声低弱，食少痰多，自汗恶风，迁延日久，气损及阳，以致水停不化，胸脘满闷，喘促气短，咳吐寒痰，反复难愈。

阴虚肺燥

阴虚内热，热灼肺阴，口燥咽干，久咳不止，咳声嘶哑，日久阴虚及阳，可致咳而失声。

气管炎与脏腑的关系

《素问·宣明五气》说："肺为咳。"《素问·咳论》又说："五脏六腑皆令人咳，非独肺也。"既指咳嗽的病位主要在肺，又强调脏腑功能失调均可及肺而致咳。分别言之，外感六淫侵袭肺系发为咳嗽者病在肺，内伤所致者，既可因肺脏自病而咳，更可因其他脏腑病变涉及于肺发为咳嗽。因此，咳嗽并不局限于肺，而是与五脏六腑相关。

肝咳

《素问·咳论》指出："肝咳之状，咳则两胁下痛，甚则不可以转，转则两胠下满。"胠，即胁下；满，即胀。因肝之经脉布于两胁，肝气失疏，故咳而两胁下胀痛。可在用治咳嗽的主方前提下，合用四逆散，疏肝理气。朱丹溪论及治肝咳时说："咳引胁痛，宜疏肝气，用青皮、枳壳、香附"。

肾咳

《素问·咳论》指出："肾咳之状，咳则腰背相引而痛，甚则咳涎。"在中医理论中，五液分属五脏，其中涎属脾，唾属肾，咳涎究竟是肾咳还是脾咳？此处的涎是指稀白痰涎，若患者咳涎味淡，属脾；若咳涎味咸，则属肾，乃肾之水饮为患。治疗宜温阳化饮，轻者用苓甘五味姜辛汤，重者加用麻黄附子细辛汤。

心咳

《素问·咳论》指出："心咳之状，咳则心痛，喉中介介梗状，甚则咽肿喉痹。"心咳是由心病传于肺所引起的一种内伤咳嗽，属五脏咳之一。病机多为心气不足，心血瘀阻，通过"百脉"而病传于肺，血瘀津停为饮，肺气郁而上逆所致。

治疗：一是心肺阳虚水停，咳而气喘，胸闷，心慌，咯吐粉红色泡沫痰液，治当温养心肺、益气化饮；一是肺热传心，咳嗽气粗，身热神糊，治当清热肃肺、清心开窍。

脾咳

《素问·咳论》："脾咳之状，咳则右胁下痛，阴阳引肩背，甚则不可以动，动则咳剧。"多由脾虚土不生金或脾胃湿热逆熏于肺所致，可兼见多涎、咳引小腹等证。痰湿偏胜，标实为主，咳嗽痰多者，治疗当健脾化痰；脾虚肺弱，咳嗽，神疲食少者，治疗当补脾养肺。

胃咳

《素问·咳论》指出："胃咳之状，咳而呕。"即除咳嗽外，常见呕吐，称之"胃咳"，小儿咳嗽更是如此。治疗宜清肺气，和胃气，既要治肺，也要治胃。常用苏杏二陈汤加枇杷叶，若呕虫者，必加乌梅。

胆咳

《素问·咳论》指出："胆咳之状，咳呕胆汁。"即呕吐苦水，兼口苦、苔黄腻。治疗宜清泄胆热。方用小柴胡汤或黄芩加半夏生姜汤，黄芩温胆汤亦可。

大肠咳

《素问·咳论》指出："大肠咳状，咳而遗矢。"此证多见于老人、体虚者，因久病虚弱、年老体弱而元气不固所致。治疗宜固气止泻。在治咳的同时加入赤石脂禹余粮汤或桃花汤。

小肠咳

《素问·咳论》指出："小肠咳状，咳而矢气。"临床所见小肠咳，不仅上而咳嗽，下而矢气，并且兼见虚弱，乏力，呼吸气短，言语低微等气虚下陷的表现。治疗宜益气升提。方用麦味益气汤，即李东垣的补中益气汤加麦冬、五味子。

膀胱咳

《素问·咳论》指出："膀胱咳状，咳而遗溺。"此证常见于怀孕及产后妇女，老人亦多见，因肾气不固或膀胱气化失司所致。治疗时应根据患者的小便多与不多、畅与不畅，辨清虚实用药。若咳而遗溺，但小便不利，是膀胱气化不利，为虚实相兼之证，宜化气利水，兼以益气，方用春泽汤；若咳而溃溺，但小便量多，夜尿多，是肾气不固，宜补肾固气，方用缩泉丸。

三焦咳

《素问·咳论》指出："三焦咳状，咳而腹满，不欲食饮。"此乃三焦气机滞塞所致，因脾胃为全身气机升降的枢纽，故腹满不欲食饮，实为中焦脾胃运转不利。治疗应健脾胃、助消化、疏通中焦气机。方用五味异功散加厚朴、神曲、山楂、炒麦芽。

气管炎的辨证要点

区别外感与内伤

主要从病史新久，起病缓急，是否兼有表证着眼。

（1）外感咳嗽多为新病，起病急，病程短，常伴肺卫表证，属于邪实。

（2）内伤咳嗽多为久病或反复发作，起病缓，身无表证，兼见他脏表现，多见虚实夹杂，本虚标实。

辨证候的虚实

外感咳嗽属于邪实，内伤咳嗽属邪实与正虚并见。

临床辨证时，首辨外感内伤确定病因，次辨本脏他脏知道病位，再次辨咳嗽、痰饮、哮喘，抓住主证，四辨寒热虚实了解病情，最后辨标本缓急。

气管炎的论治原则

治疗应分清邪正虚实，绝不能单纯地见咳止咳。

（1）外感咳嗽邪实治以祛邪利肺。寒热偏向不显者，可予辛平轻宣肺气；寒邪重者则当辛散宣通、温开肺气；若属外寒内热、肺气不利，又当温清宣肃并施。风燥咳嗽应滋阴润肺。

(2) 内伤咳嗽治当祛邪止咳，扶正补虚。

(3) 病与多脏相关，当重整体治疗。

西医对气管炎的认识

气管-支气管炎的概念

气管-支气管炎(tracheobronchitis)是由生物性(感染)或非生物性(物理、化学刺激或过敏等)因素引起的气管、支气管黏膜的炎症。多为散发，无流行倾向，年老体弱者易感。病毒感染是常见病因，临床主要表现为咳嗽、咳痰或伴有喘息为主要特征。本病早期症状较轻，多无特殊体征，大多数在肺底部可听到干、湿性啰音，有时咳嗽或咳痰后消失，长期发作者可导致肺气肿。在过度疲乏、受凉、气候突变时容易发病。也可由急性上呼吸道感染迁延不愈所致。慢性支气管炎是一个临床诊断，指在无其他疾病的情况下，至少有 3 个月慢性咳嗽和咳痰，由急性支气管炎转变而成，且病程缓慢，故不为人注意。晚期病变进展，并发阻塞性肺气肿时，肺功能遭受损害，影响健康及劳动力。

气管炎的发病情况

本病为我国常见多发病之一，发病年龄多在 40 岁以上，本病流行与吸烟、地区和环境卫生等有密切关系。吸烟患者明显高于不吸烟患者，在我国患病率北方高于南方，农村较城市发病率稍高。

气管、支气管的解剖

气管是由 16～20 个马蹄形的透明软骨环及纤维膜性组织相连构成的管腔。气管上段居颈前正中，约 6 个气管软骨环，可在颈前触及，在胸骨上窝以下进入胸腔深部并稍向右偏斜，10～14 个软骨环。软骨环可有互相连接现象。气管壁自内向外有黏膜层、黏膜下层、软骨层、外层纤维与肌肉层，外层与纵隔的疏松组织联系，并有血管、神经及淋巴管通过。成人气管长度为 10～12 厘米，由上切牙至气管分叉处的气管隆嵴约 27 厘米，气管腔的左右径稍大于前后径，左右径为 2～2.5 厘米，前后径为 1.5～2.2 厘米。气管长度及内径依年龄、性别而逐渐变长增粗，呼吸时，内径也有变化。上起环状软骨下缘，相当于第 6 颈椎平面，与喉腔连续。下端分为左、右两支气管并与之连续，相当于第 5 胸椎上缘。

成人气管在第 5 胸椎上缘分为左、右两支气管，分叉处称气管隆嵴，隆嵴顶成 60°～80°角，稍偏左侧。右支气管较短而粗，长约 2.5 厘米，直径为 1.4～2.3 厘米，与气管纵轴的延长线成 20°～30°角；左支气管较细而长，长约 5 厘米，直径为 1.0～1.5 厘米，与气管纵轴成 40°～45°

角，因此气管异物进入右侧的概率较左侧多见，右侧支气管约在第5胸椎下缘进入肺门，分为3支进入各相应的肺叶，即上叶、中叶和下叶支气管；左侧支气管约在第6胸椎处进入肺门，分为上、下叶支气管。支气管管壁构造基本上和气管一样。支气管在肺门内逐渐缩小，呈树状，按其分布情况为主支气管、肺叶支气管、肺段支气管及细支气管4级。

气管、支气管的生理功能

气管是人体进行呼吸的通道，气管与支气管连接于喉与肺之间，属于下呼吸道。气管与支气管具有呼吸调节、清洁、防御性咳嗽反射与免疫等生理功能。

气管、支气管的病理

患者因支气管黏膜受炎症的刺激及分泌的黏液增多而出现咳嗽、咳痰的症状。在急性发作期，咳嗽加剧，并出现黏液脓性或脓性痰。某些患者可因支气管黏膜和腺体萎缩，分泌物减少而痰量减少或无痰。支气管痉挛或狭窄、黏液和渗出物阻塞管腔常致喘息。双肺听诊可闻及哮鸣音，干、湿性啰音。小气道的狭窄和阻塞可致阻塞性通气障碍，此时呼气阻力的增加大于吸气，久之，使肺过度充气，肺残气量明显增多而并发肺气肿。

引发气管炎的危险因素

吸烟

慢性支气管炎首要的危险因素是吸烟。如之前所提，在现吸烟者中，慢性支气管炎的累积30年发病率为42%。一份2011年研究分析发现，曾吸烟者相对风险为2.69(95%置信区间为2.50～2.90)，现吸烟者相对风险为3.41(95%置信区间为3.13～3.72)。近期的研究也认为吸烟会增加罹患支气管炎的风险。吸烟时燃烧产生的烟草雾中，有许多带刺激性的物质，会被吸入呼吸道，刺激黏膜引起黏液腺的增生，使黏液分泌增多，纤毛运动减弱，甚至纤毛逐渐脱落，使其防御功能减弱，微生物易于聚集、繁殖产生感染，引起黏膜水肿、炎性细胞浸润、痰液阻塞呼吸道。炎症细胞及肺泡巨噬细胞释放的弹力酶增多，并使其α_1-抗胰蛋白酶的活性减低，两者之间失衡，过多的弹力酶破坏了肺泡壁，加以咳嗽时气道内压力剧增，增加肺泡壁的破坏，引起慢性支气管炎和肺气肿。

空气污染

空气污染包括城市大环境、工作场所、家庭的空气污染。空气污染会增加个体罹患慢性支气管炎的风险。

暴露于生物质燃料(木材、粪便、作物秸秆等)是慢性支气管炎的重要危险因素。有害气体如二氧化硫、二氧化氮、氯气及臭氧等对气道黏膜上皮均有刺激和细胞毒作用。据报告，空气中二氧化硫浓度超过每立方米 1 000 微克时，气管炎、支气管炎急性发作显著增多。其他粉尘如二氧化硅、煤尘、蔗尘、棉屑等，均可造成支气管黏膜糜烂、纤毛脱落、液体分泌增多，使肺清除功能遭受损害，为细菌感染创造条件，甚至发生支气管痉挛，形成支气管炎。

空气污染是慢性支气管炎症状恶化的另一危险因子。关于臭氧的研究已经证实，在处于或低于“国家环境空气质量标准”时，肺功能减弱、运动能力下降，肺部引发炎症。更糟地是，在未来 10 年里，环境中的臭氧水平可能会进一步上升。一份有关十余年臭氧水平的研究发现，臭氧水平的上升和急诊室里慢性支气管炎数量增多相关。

PM2.5（PM，particulate matter）。如果颗粒物在通过检测仪器时所表现出的空气动力学特征与直径小于或等于 2.5 微米且密度为每立方厘米 1 克的球形颗粒一致，称为 PM2.5。专家认为，由细颗粒物造成的灰霾天气对人体健康的危害甚至要比沙尘暴更大。PM2.5 被吸入人体后会直接进入支气管，干扰肺部的气体交换，引发包括哮喘、支气管炎和心血管病等方面的疾病。这些颗粒还可以通过支气管和肺泡进入血液，其中有害气体、重金属等溶解在血液中，对人体健康的伤害更大。在欧盟国家中，PM2.5 导致人们的平均寿命减少 8.6 个月。而 PM2.5 还可成为病毒和细菌的载体，为呼吸道传染病的传播推波助澜。

感染因素

感染是慢性支气管炎发生和发展的重要因素之一。病毒、支原体和细菌感染为本病急性发作的主要原因。病毒感染以流感病毒、鼻病毒、腺病毒和呼吸道合胞病毒为常见，细菌感染以肺炎链球菌、流感嗜血杆菌、卡他摩拉菌及葡萄球菌为多见，细菌感染每继发于病毒或支原体感染、气道黏膜受损的基础上发生。急性支气管炎若不及时适当地治疗，就会迁延不愈，变为慢性支气管炎。缓解期的慢性支气管炎患者，在发生急性呼吸道感染后，若未及时得到适当的治疗，就会发生慢性支气管炎的急性发作。这时痰液由白色泡沫变成黄色或脓样，肺内的啰音增多，体温升高，血中白细胞及嗜中性粒细胞增加。

过敏因素

慢性支气管炎的发病可能于生活中的过敏因素有关，尘埃、尘螨、花粉等对有些过敏体质的人都有一定的危害，尤其是身体素质较差的人，都有可能因为一些不适应而引发慢性支气管炎，主要形成的原因就是因为过敏而使呼吸道黏上过敏原，进而引发咳嗽喘息，这就是常见的慢性支气管炎症状。故认为特禀质和免疫因素与本病的发生有关，但亦有认为特禀质应属哮喘的发病因素，此类患者实际上应属哮喘或慢性支气管炎合并哮喘的范畴。

有研究数据表明慢性支气管炎的发生和上呼吸道症状相关。过敏性鼻炎患者发生慢性支气管炎的可能性明显更高。花粉热或过敏性上呼吸道症状和慢性咳嗽、咳痰独立相关。出现过敏症状的患者，慢性支气管炎发病率高于未出现过敏症状的患者。

其他

慢性支气管炎急性发作于冬季较多，因此气象因子应视为发病的重要因素之一。寒冷空气可刺激腺体分泌黏液增加和纤毛运动，减弱、削弱气道的防御功能，还可通过反射引起支气管平滑肌痉挛、黏膜血管收缩、局部血循环障碍，有利于继发感染。本病大多患者具有自主神经功能失调的现象；部分患者副交感神经功能亢进，气道反应性较正常人增高；此外全身或呼吸道局部防御和免疫功能减退（尤其是老年人）则极易罹患慢性支气管炎且反复发作而不愈。老年人肾上腺皮质功能减退、细胞免疫功能受损、溶菌酶活性降低、营养低下、维生素 A、维生素 C 不足等均可使气道黏膜血管通透性增加和上皮修复功能减退，稍有不慎，都会引发呼吸道感染，紧接着就是慢性支气管炎。

气管炎的临床表现

症状

起病较急，通常全身症状较轻，可有发热。初为干咳或少量黏液痰，随后痰量增多，咳嗽加剧，偶伴血痰。咳嗽、咳痰可延续 2～3 周，如迁延不愈，可演变成慢性支气管炎。

伴支气管痉挛时，可出现程度不等的胸闷气促。

起病往往先有上呼吸道感染的症状，如鼻塞、流涕、咽痛、声音嘶哑。全身症状有发热、轻度畏寒、头痛、全身酸痛等，全身症状一般3～5天可消退。开始一般为刺激性干咳，随着卡他症状的减轻，咳嗽逐渐明显并成为突出症状，受凉、吸入冷空气、晨起、睡觉体位改变或体力活动后咳嗽加重。

咳嗽症状一般持续1～3周，吸烟者可更长。如百日咳杆菌感染，咳嗽症状常超过3周以上，通常可达4～6周。超过半数可伴有咳痰，开始时常为黏液痰，部分患者随着病程发展可转为脓性痰。

体征

查体可无明显阳性表现。也可以在两肺听到散在干、湿啰音，部位不固定，咳嗽后可减少或消失。

气管炎的相关检查

白细胞分类计数

缓解期患者外周血白细胞计数和中性粒细胞多正常，并发细菌感染时白细胞计数和中性粒细胞可升高，合并哮喘的患者血嗜酸性粒细胞可增多。

痰液检查

急性发作期痰液外观多呈脓性，涂片检查可见大量中性粒细胞，合并哮喘者可见较多的嗜酸性粒细胞，痰培养可见肺炎链球菌、流感嗜血杆菌及卡他摩拉菌等生长。

X线检查

早期可无明显改变，反复发作者可见肺纹理增粗、紊乱，呈网状、条索状或斑点状阴影，以下肺野为明显。

肺功能检查

早期多无明显变化，当出现气流受阻时可有闭合气量增大，反复发作严重者呈阻塞性通气功能障碍。

气管炎的自我诊断

诊断主要依靠病史和症状。在排除其他心、肺疾患（肺结核、尘肺、支气管哮喘、支气管扩张、肺癌、慢性鼻炎、心脏病、心功能不全等）后，临床上凡以咳嗽、咳痰为主要症状或有喘息，每年发病累计3个月，并延续2年或以上，诊断即可成立。如每年发病持续不足3个月，而有明确的客观检查依据（X线、肺功能等）亦可诊断。

根据病程经过可分为三期：① 急性加重期：近1周内有呼吸道感染，痰量增多，出现黏液脓痰或症状明显加重；② 慢性迁延期：咳嗽、咳痰、喘息迁延达1个月以上；③ 缓解期：症状基本消失并保持2个月以上。

气管炎的鉴别诊断

肺结核

活动性肺结核常伴有低热、乏力、盗汗、咯血等症状；咳嗽和咯痰的程度与肺结核的活动性有关。X线检查可发现肺部病灶，痰结核菌检查阳性。

支气管哮喘

起病年龄较轻，常有个人或家族过敏性病史；气管和支气管对各种刺激的反应性增高，表现为广泛的支气管痉挛和管腔狭窄，临床上有阵发性呼吸困难和咳嗽，发作短暂或持续。胸部叩诊有过清音，听诊有呼气延长伴高音调的哮鸣音。晚期常并发慢性支气管炎。嗜酸粒细胞在支气管哮喘患者的痰中较多，而喘息型支气管炎患者的痰中较少。

支气管扩张

多发生于儿童或青年期，常继发于麻疹、肺炎或百日咳后，有反复大量脓痰和咯血症状。两肺下部可听到湿啰音。胸部X线检查两肺下部支气管阴影增深，病变严重者可见卷发状阴影。支气管碘油造影示柱状或囊状支气管扩张。

心脏病

由于肺淤血而引起的咳嗽，常为干咳，痰量不多。有心悸、气急、下肢浮肿等心脏病征象。体征、X线和心电图检查均有助于鉴别。

肺癌

多发生在40岁以上男性，长期吸烟者，常有痰中带血，刺激性咳嗽。胸部X线检查肺部有块影或阻塞性肺炎。痰脱落细胞或纤维支气管镜检查可明确诊断。

气管炎的常见并发症

阻塞性肺气肿

慢性支气管炎最常见的并发症，患者肺泡壁纤维组织弥漫性增生。加上管腔狭窄和痰液阻塞，呼气不畅，故可发生阻塞性肺气肿。

支气管肺炎

慢性支气管炎症蔓延至支气管周围肺组织中，患者有寒战、发热，咳嗽增剧，痰量增多，且呈脓性。白细胞总数及中性粒细胞增多。X线检查，两下肺野有斑点状或小片状阴影。

支气管扩张

慢性支气管炎反复发作，支气管黏膜充血、水肿，形成溃疡，管壁纤维组织增生，管腔或多或少变形，扩张或狭窄。扩张部分多呈柱状变化。百日咳、麻疹或肺炎后所形成的支气管扩张常呈柱状或囊状，且较慢性支气管炎所致扩张较为严重。

气管炎的治疗

急性发作期及慢性迁延期的治疗

应以控制感染和祛痰、镇咳为主，伴喘息时加用解痉平喘药。可结合痰培养合理选用抗生素，目前主张联合使用抗生素。

在大多数情况下，急性支气管炎是由病毒引起的，可自行痊愈，无需抗生素；如怀疑合并有细菌感染或防止细菌感染，抗生素也可以考虑。

慢性支气管炎除刺激性干咳外，不宜单纯采用镇咳药物，因痰液不能排出，反而使病情加重。

缓解期治疗

主要是加强体质锻炼，提高自身抗病能力。也可试用免疫调节剂或中医中药的康复治疗。如使用核酪、转移因子等，以减少感冒及反复发作。注射气管炎菌苗，一般在发作季节前开始应用，每周皮下注射 1 次，剂量自 0.1 毫升开始，每次递增 0.1～0.2 毫升，直至 0.5～1.0 毫升为维持量。有效时应坚持使用 1～2 年。核酪注射液每周肌肉或皮下注射2次,每次2～4毫升;或卡介苗素注射液每周肌肉注射3次,每次1毫升(含卡介苗提取物干重0.5毫克),在发病季节前用药,可连用3个月,以减少感冒及慢性支气管炎的发作。必思添(Biostim)(肺炎克雷白杆菌膜糖蛋白)首次治疗8天,每天2毫克,停服3周;第2次治疗8天,每天1毫克,停服3周;第3次治疗8天,每天1毫克,连续3个月为1个疗程。可预防慢性反复呼吸道感染。生活上注意防寒保暖,饮食上以清淡、营养丰富为主,戒除烟酒刺激,忌过度疲劳。

第二章
气管炎患者的中医养生方法

“治未病”是中医学中最具影响和最有特色的学术思想之一。这种防重于治的学术思想，对当今医学临床有着十分重要的指导意义和现实意义，一直以来被国际社会评为“最先进、最超前的预防医学”。古人“治未病”的思想，主要体现在疾病未发生之前，首先采取措施防止疾病的发生，即防患于未然；其次为疾病已经发生则及早诊断和治疗，防止疾病进一步发展，从而达到控制疾病传变的目的。因为体质决定着发病与不发病，体质决定病情的转变和预后，所以我们将中医体质学说的理论应用于“治未病”之中，则能为中医的诊断和治疗，以及控制疾病传变提供医学理论依据，医生可以依据患者个体的生理病理特殊性来防治疾病增进健康，顺应世界医学的潮流进入“个体化医学”发展阶段，充分认识中医体质的类型，熟练掌握临证中辨体—辨病—辨证的关系，可以减少疾病的发生，控制疾病的传变。

气管炎缓解期应采取未病先防，如调畅情志、合理饮食作息、适度运动锻炼等措施；急性期除针对病因治疗外，还要根据病机传变趋势，运用既病防变的原则，配合滋阴润肺、益气温阳、化痰活血等治法，防止传变，减少继发病的出现。

气管炎的辨证论治

气管炎由于病程长短不同，症状轻重各异，临床上往往表现为虚实错杂，寒热相兼等复杂症象，故必须根据病情仔细申辩。以下分型，为一般常见分型。

实证

风寒袭肺证

[证候] 咳嗽声重，气急咽痒，咳痰稀薄色白，鼻塞，流清涕，头痛，肢体酸痛，恶寒发热，无汗，舌苔薄白，脉浮或浮紧。

[病机] 风寒外束，内袭于肺，肺气失宣，肺气闭郁，不得宣通。

[治则] 疏风散寒，宣肺止咳。

[方药] 三拗汤合止嗽散加减：炙麻黄 9 克，杏仁 9 克，荆芥 9 克，桔梗 9 克，紫菀 9 克，百部 9 克，白前 9 克，陈皮 6 克，甘草 6 克。

风热犯肺证

[证候] 咳嗽频剧，气粗或咳声音哑，喉燥咽痛，咯痰不

爽，痰黏或稠黄，鼻流黄涕，口渴，头痛，恶风，身热，舌质红，舌苔薄黄，脉浮数或浮滑。

[病机] 风热犯表，卫表不和，肺失清肃，肺热伤津。

[治则] 疏风清热，宣肺止咳。

[方药] 桑菊饮加减：桑叶 9 克，菊花 9 克，杏仁 12 克，连翘 12 克，薄荷 6 克（后下），桔梗 9 克，芦根 15 克，甘草 6 克。

燥热伤肺

[证候] 咳声短促，甚则气逆而喘，痰少不易咳出，口咽干燥，甚则胸痛，或有形寒身热，舌尖红，苔薄黄，脉细数。

[病机] 燥热伤肺，津液被烁，气机不畅。

[治则] 辛凉清肺，润燥化痰。

[方药] 清燥救肺汤加减：桑叶、枇杷叶、杏仁各 9 克，南沙参、麦冬、知母各 15 克，桔梗、甘草各 6 克。

痰湿内聚

[证候] 咳嗽声浊，痰白而黏，胸脘满闷，纳差腹胀，大便溏薄，舌胖淡，边有齿痕，苔白腻或白滑，脉濡滑。

[病机] 脾湿生痰，上渍于肺，痰湿蕴肺，肺失宣降。

[治则] 温阳健脾，化痰平喘。

[方药] 苓桂术甘汤合二陈汤加味：半夏、白术、茯苓、苏子、桂枝、苍术各 10 克，杏仁 9 克，厚朴、陈皮、生姜、炙甘草各 6 克，大枣 5 枚。

痰热蕴肺

[证候] 咳嗽气息粗促，或喉中有痰声，痰多，痰质黏厚或稠黄，咯吐不爽，或有热腥味，或吐血痰，胸胁胀满，咳时引痛，面赤，或有身热，口干欲饮，舌质红，苔薄黄腻，脉滑数。

[病机] 痰热郁肺，肺失清肃，热邪久郁，热伤肺络。

[治则] 清热化痰，止咳平喘。

[方药] 麻杏石甘汤合银翘解毒散加减：麻黄 10 克，杏仁 15 克，生石膏(先煎)、银花、鱼腥草、蚤休各 30 克，甘草 10 克。

虚证

脾肺气虚

[证候] 咳嗽气短，声低乏力，神疲倦怠，自汗纳差，胸脘痞闷，大便溏薄，每遇风寒则咳嗽气喘发作或加重，苔白薄，脉濡缓。

[病机] 肺为气之主，肺虚则气失所主，脾虚不运，肺虚卫外不固。

[治则] 补肺健脾，益气固表。

[方药] 六君子汤、玉屏风散加减：党参 30 克，麦冬、五味子、陈皮、当归、炒白术、制半夏、苏子、防风各 10 克，茯苓 15 克，炙甘草 6 克。

肺肾两虚

[证候] 咳喘久作，呼多吸少，动则尤甚，痰稀色白，畏

寒肢冷，腰膝酸痛，苔白而滑，脉细无力。偏肾阴虚者，则午后颧红，五心烦热，咽干口燥，舌红苔少，脉细数。

[病机] 肺病及肾，下元不固，气失摄纳；肾阳虚不能蒸化水饮及温养于外，阳衰饮聚之征。若真阴不足，阴不敛阳，气失摄纳，故见一派阴虚之象。

[治则] 肺肾阳虚者予温补脾肾，纳气平喘；肺肾阴虚者予滋补肺肾，润燥止咳。

[方药] 肺肾阳虚者予肾气丸加味：熟地、山芋肉、泽泻、茯苓 15 克，厚朴、杏仁、熟附片、补骨脂各 10 克，肉桂、五味子、半夏、白前、远志、党参、细辛、干姜、陈皮、沉香、炙甘草各 6 克。肺肾阴虚者予生脉散合六味地黄丸加味：党参、麦冬、生地、山药、炙鳖甲各 15 克，五味子、诃子肉、炙枇杷叶、功劳叶、银柴胡、乌梅各 9 克，山芋肉 12 克。

气管炎常用中草药

温化寒(湿)痰药

半夏

[性味归经] 性温，味辛，有毒。归脾经、胃经、肺经。

[功效] 燥湿化痰，降逆止呕，外用消肿止痛。

[主治] 用于湿痰、寒痰证。

[用法用量] 内服一般炮制后使用，3～9 克。外用适

量，磨汁涂或研末以酒调敷患处。

[使用注意] 不宜与川乌、制川乌、草乌、制草乌、附子同用；生品内服宜慎。

天南星

[性味归经] 性温，味苦、辛，有毒。归肺经、肝经、脾经。

[功效] 燥湿化痰，祛风止痉，外用消肿止痛。

[主治] 用于湿痰、寒痰证。

[用法用量] 天南星：外用生品适量，研末以醋或酒调敷患处。制天南星：3～9克。

[使用注意] 孕妇慎用；生品内服宜慎。

白前

[性味归经] 性微温，味辛、甘。归肺经。

[功效] 祛痰，降气。

[主治] 用于咳嗽痰多，气逆喘促等症。

[用法用量] 3～10克。

[使用注意] 阴虚火旺、肺肾气虚咳嗽者慎服。

桔梗

[性味归经] 性平，味苦、辛，有小毒。归肺经、胃经。

[功效] 宣肺，利咽，祛痰，排脓。

[主治] 用于咳嗽痰多，胸闷不畅，咽痛，音哑，肺痈吐脓，疮疡脓成不溃。

[用法用量] 3～10克。

[使用注意] 本品性升散，凡气机上逆，呕吐，呛咳，眩

晕，阴虚火旺咳血等不宜用。用量过大易出致恶心呕吐。

紫菀

[**性味归经**] 性温，味辛、苦。归肺经。

[**功效**] 温肺下气，消痰止咳。

[**主治**] 用于痰多喘咳，新久咳嗽，劳嗽咳血。

[**用法用量**] 5～9 克。

[**使用注意**] 有实热者忌服。

款冬花

[**性味归经**] 性温，味辛、甘。归肺经。

[**功效**] 润肺下气，止咳化痰。

[**主治**] 用于新久咳嗽，喘息，痰中带血等。

[**用法用量**] 5～10 克。

[**使用注意**] 肺气焦满者不可用。阴虚劳嗽禁用。

清化热(燥)痰药

瓜蒌

[**性味归经**] 性寒，味甘、微苦。归肺经、大肠经。

[**功效**] 清热化痰，宽胸散结，润肠通便。

[**主治**] 用于痰热及燥热咳喘。

[**用法用量**] 9～15 克。

[**使用注意**] 不宜与乌头类药材同用。

川贝母

[**性味归经**] 性微寒，味苦、甘。入肺经、胃经。

[功效] 润肺止咳化痰平喘，清热化痰。

[主治] 用于肺热燥咳，干咳少痰，阴虚劳嗽，咯痰带血。

[用法用量] 3～10 克，研粉冲服，一次 1～2 克。

[使用注意] 不宜与川乌、制川乌、草乌、制草乌、附子同用。

前胡

[性味归经] 性凉，味苦、辛。归肺经、脾经。

[功效] 宣散风热，下气，消痰。

[主治] 治风热头痛，痰热咳喘，呕逆，胸膈满闷。

[用法用量] 3～10 克。

[使用注意] 阴虚咳嗽、寒饮咳喇患者慎服。

矮地茶

[性味归经] 性平，味辛、微苦。归肺经、肝经。

[功效] 化痰止咳，利湿，活血。

[主治] 用于咳嗽、痰中带血、慢性支气管炎、湿热黄疸、跌扑损伤。祛痰止咳平喘作用较明显，咳喘有痰而属热者尤为适宜。

[用法用量] 内服：煎汤，6～15 克；或鲜品捣汁服用。外用：取适量捣烂敷于患处，或煎水清洗患处。

[使用注意] 孕妇忌服；有老胃气痛者忌服。

竹沥

[性味归经] 性寒，味甘。归心经、肺经、胃经。

[功效] 清热化痰。

[主治] 用于咳嗽痰多。

[用法用量] 内服：冲服，15～30 克；或入丸剂，或熬膏。

[使用注意] 寒嗽及脾虚便溏者忌服。

竹茹

[性味归经] 性微寒，味甘。归肺经、胃经、心经、胆经。

[功效] 清热化痰，除烦，止呕。

[主治] 用于痰热咳嗽，胆火挟痰，惊悸不宁，心烦失眠，中风痰迷，舌强不语，胃热呕吐，妊娠恶阻，胎动不安。

[用法用量] 5～10 克。

[使用注意] 寒痰咳嗽、胃寒呕逆及脾虚泄泻者禁服。

润肺止咳药

桑叶

[性味归经] 性微寒，味苦、甘。归肺经、肝经。

[功效] 祛风清热，凉血明目。

[主治] 治风温发热，头痛，目赤，口渴，肺热咳嗽，风痹，瘾疹，下肢象皮肿。

[用法用量] 内服：煎汤，5～9 克；或入丸、散。外用：煎水清洗患处或捣烂敷于患处。

[使用注意] 过量服用可导致中毒，表现为恶心、呕吐、腹痛、腹泻、腹胀、大便呈果酱样，出现皮疹、风团、喉咽肿胀、胸闷等不适症状，伴有烦躁不安、精神倦怠、面色青灰、口唇干燥、四肢发凉，严重时因出血性肠炎导致血压下降、

脱水、休克而死。

瓜蒌子

[性味归经] 性寒，味甘。归肺经、胃经、大肠经。

[功效] 润肺化痰，滑肠通便。

[主治] 用于燥咳痰黏，肠燥便秘。

[用法用量] 9～15 克。

[使用注意] 不宜与乌头类药材同用。

麦冬

[性味归经] 性微寒，味甘、微苦。归心经、肺经、胃经。

[功效] 养阴生津，润肺清心。

[主治] 用于肺燥干咳，虚痨咳嗽，津伤口渴，心烦失眠，内热消渴，肠燥便秘，咽白喉。

[用法用量] 6～12 克。

[使用注意] 脾胃虚寒泄泻、胃有痰饮湿浊及暴感风寒咳嗽者均忌服。

天冬

[性味归经] 性寒，味甘、苦。归肺经、肾经。

[功效] 养阴润燥，清肺生津。

[主治] 用于肺燥干咳，顿咳痰黏，咽干口渴，肠燥便秘。

[用法用量] 6～12 克。

[使用注意] 虚寒泄泻及外感风寒致嗽者均忌服。

枇杷叶

[性味归经] 性微寒，味苦。归肺经、胃经。

[功效] 清肺止咳,降逆止呕。

[主治] 用于肺热咳嗽,气逆喘急,胃热呕逆,烦热口渴。

[用法用量] 煎服,5～10 克。止咳宜炙用,止呕宜生用。

[使用注意] 胃寒呕吐及肺感风寒咳嗽者均忌服。

沙参

[性味归经] 性微寒,味甘、微苦。归肺经、胃经。

[功效] 养阴清肺,化痰,益气。

[主治] 用于肺热燥咳,阴虚劳嗽,干咳痰黏,气阴不足,烦热口干。

[用法用量] 内服:煎汤,10～15 克(鲜品 15～30 克);或入丸、散。

[使用注意] 风寒咳嗽者禁服。

止咳平喘药

麻黄

[性味归经] 性温,味辛、微苦。归肺经、膀胱经。

[功效] 发汗散寒,宣肺平喘,利水消肿。

[主治] 用于恶寒发热,无汗,头痛身疼,咳嗽气喘,风水肿。

[用法用量] 2～10 克。

[使用注意] 体虚自汗、盗汗、虚喘及阴虚阳亢者禁服。麻黄发寒力较强,故表虚自汗和阴虚盗汗,喘咳肾不纳气的

虚喘者均应慎用麻黄。麻黄兴奋中枢神经，多汗、失眠者也应慎用麻黄。

杏仁

[性味归经] 性微温，味苦，有小毒。归肺经、大肠经。

[功效] 止咳平喘，润肠通便。

[主治] 用于咳嗽气喘，味苦能降，且兼疏利开通之性，降肺气之中兼有宣肺之功而达止咳平喘，为治咳喘之要药。

[用法用量] 内服：煎汤，4.5～9 克；或入丸、散。外用：捣敷。

[使用注意] 阴虚咳嗽及大便溏泄者忌服。

紫苏子

[性味归经] 性温，味辛。归肺经。

[功效] 降气消痰，平喘，润肠。

[主治] 用于痰壅气逆，咳嗽气喘，气滞，便秘。

[用法用量] 内服：煎汤，4.5～9 克；或捣汁饮用，或入丸、散。

[使用注意] 气虚久嗽、阴虚喘逆、脾虚便滑者皆不可用。

桑白皮

[性味归经] 性寒，味甘。归肺经。

[功效] 泻肺平喘，利水消肿。

[主治] 用于肺热咳喘，面目浮肿，小便不利等症。

[用法用量] 内服：煎汤，6～15 克；或入散剂。外用：捣汁涂于患处或煎水清洗患处。

[使用注意] 肺虚无火、小便多及风寒咳嗽者忌服。

佛耳草

[性味归经] 性平，味甘。归肺经。

[功效] 化痰，止咳，祛风寒。

[主治] 用于咳嗽痰多，气喘，感冒风寒，蚕豆病，筋骨疼痛，白带，痈疡。

[用法用量] 内服：煎汤，6～15 克；研末或浸酒。外用：煎水清洗患处或捣烂敷于患处。

[使用注意] 不可过量，过食损目。

白果

[性味归经] 性温，味甘、微苦、涩，有小毒。归肺经、肾经。

[功效] 敛肺气，定痰喘，止带浊，止泻泄，解毒，缩小便。

[主治] 用于哮喘痰嗽，带下白浊，小便频数，遗尿等。

[用法用量] 内服：煎汤，4.5～9 克；捣汁或入丸、散。外用：捣烂敷于患处。

[使用注意] 有实邪者忌服。

气管炎常用中成药

发作期常用中成药

止咳橘红口服液

[成分] 化橘红、陈皮、法半夏、茯苓、款冬花、甘草、瓜

蒌皮、紫菀、麦冬、知母、桔梗、地黄、石膏、苦杏仁(去皮炒)、紫苏子(炒)。

[功效] 清肺,止咳,化痰。

[主治] 用于痰热阻肺引起的咳嗽痰多,胸满气短,咽干喉痒。

[规格] 10 毫升×10 支。

[用法用量] 口服,一次 10 毫升,一日 2～3 次;儿童用量遵医嘱。

麻杏止咳糖浆

[成分] 麻黄、苦杏仁、石膏、炙甘草。

[功效] 止咳,祛痰,平喘。

[主治] 用于支气管炎咳嗽及喘息。

[规格] 三种规格:100 毫升/瓶、120 毫升/瓶、180 毫升/瓶。

[用法用量] 口服,一次 15 毫升,一日 3 次。

小青龙合剂

[成分] 麻黄、苦杏仁、石膏、炙甘草。

[功效] 解表化饮,止咳平喘。

[主治] 用于风寒水饮,恶寒发热,无汗,喘咳痰稀。

[规格] 每支装 10 毫升。

[用法用量] 口服,一次 1 袋,一日 3 次。

三拗片

[成分] 麻黄、苦杏仁、甘草、生姜。

[功效] 宣肺解表。

[主治] 用于风寒袭肺证，证见咳嗽声重，咳嗽痰多，痰白清稀。

[规格] 0.5克×24片。

[用法用量] 口服，一次2片，一日3次。

消咳喘

[成分] 满山红。

[功效] 止咳化痰，解痉平喘。

[主治] 多用于感冒咳嗽，或慢性支气管炎引起的咳嗽、痰多、气急喘息等症。

[规格] 100毫升/瓶。

[用法用量] 口服，一次20毫升，一日3次。

复方川贝止咳糖浆

[成分] 川贝母、麻黄、陈皮、薄荷、苦杏仁、薄荷脑、枇杷叶、百合、桑白皮、五指毛桃、麦冬、紫苏子、桔梗、百部、化橘红、重楼、甘草、天花粉。

[功效] 镇咳祛痰，润肺定喘，清泻肺热。

[主治] 用于伤风咳嗽，痰多，气喘。

[规格] 100毫升/瓶。

[用法用量] 口服，一次15毫升，一日4次。

痰咳净散

[成分] 桔梗、咖啡因、远志、冰片、苦杏仁、五倍子、甘草。

[功效] 通窍顺气，止咳，化痰。

[主治] 用于支气管炎、咽炎等引起的咳嗽多痰，气促，

气喘。

[规格] 6 克/盒。

[用法用量] 含服，一次 0.2 克(约 1 小药匙)，一日 3～6 次。

金荞麦片

[成分] 金荞麦。

[功效] 清热解毒，排脓祛瘀，祛痰止咳平喘。

[主治] 用于急性肺脓疡、急慢性气管炎、喘息型慢性气管炎、支气管哮喘及细菌性痢疾。

[规格] 0.33 克/片。

[用法用量] 口服，一次 4～5 片，一日 3 次。

缓解期常用中成药

利肺片

[成分] 百部、百合、五味子、枇杷叶、白及、牡蛎、甘草、冬虫夏草、蛤蚧。

[功效] 驱痨补肺，镇咳化痰。

[主治] 用于肺痨咳嗽，咯痰，咯血，气虚哮喘，慢性气管炎等。

[规格] 0.25 克×36 片。

[用法用量] 口服，一次 5 片，一日 3 次。

六君子丸

[成分] 党参、白术、茯苓、炙甘草、半夏、陈皮等。

[功效] 健脾，燥湿，化痰。

[主治] 用于治疗脾虚痰湿型慢性支气管炎。

[规格] 9 克/袋。

[用法用量] 口服，成人每次 3～6 克，每日 2～3 次；小儿酌减。

肾气丸

[成分] 制附片、肉桂、生地黄、山茱萸肉、山药、茯苓、丹皮、泽泻等。

[功效] 温阳补肾，益气。

[主治] 用于治疗肾阳虚型慢性支气管炎。

[规格] 20 克/100 粒。

[用法用量] 口服，成人每次 30 粒(6 克)，每日 2 次。

左归丸

[成分] 熟地黄、菟丝子、牛膝、龟板胶、鹿角胶、山药、山茱萸、枸杞子。

[功效] 滋肾补阴。

[主治] 用于真阴不足，腰酸膝软，盗汗，神疲口燥。

[规格] 9 克/丸。

[用法用量] 口服，成人每次 1 丸，每日 2 次。

[注意事项] 尚不明确。

固本咳喘胶囊

[成分] 党参、炒白术、茯苓、麦冬、醋制五味子、炙甘草、炒补骨脂。

[功效] 益气固表，健脾补肾。

[主治] 用于脾虚痰盛、肾气不固所致的咳嗽、痰多、喘息气促、动则喘剧。

[规格] 0.4 克/粒。

[用法用量] 口服，一次 3 粒，一日 3 次。

人参固本丸

[成分] 人参、地黄、熟地黄、山茱萸(酒炙)、山药、泽泻、牡丹皮、茯苓、麦冬、天冬。

[功效] 培补元气，滋阴填精，制相火，退虚热。

[主治] 用于阴虚气弱，虚劳咳嗽，心悸气短，骨蒸潮热，腰酸耳鸣，遗精盗汗，大便干燥。

[规格] 9 克/丸。

[用法用量] 口服，一次 1 丸，一日 2 次。

百合固金丸

[成分] 百合、地黄、熟地黄、麦冬、玄参、川贝母、当归、白芍、桔梗、甘草。

[功效] 养阴润肺，化痰止咳。

[主治] 用于肺肾阴虚，燥咳少痰，痰中带血，咽干喉痛。

[规格] 每 8 丸相当于原生药 3 克

[用法用量] 口服，一次 8 丸，一日 3 次。

百令胶囊

[成分] 发酵冬虫夏草菌粉。

[功效] 补肺肾，益精气。

[主治] 用于肺肾两虚引起的咳嗽、气喘、咯血、腰背

酸痛。

[**规格**] 0.2克/粒。

[**用法用量**] 口服，一次5～15粒，一日3次。

气管炎的食疗

食疗原则

(1) 要少食多餐，勿食过饱，禁食辛辣发物及生冷油腻之品，以防助湿生痰而诱发咳嗽。平素要根据脾、肺、肾三脏虚的不同程度，调节饮食以补之，但必须持之以恒方可见效。如多食大枣、鸡汤、糯米粥以补肺气；常食山药、扁豆、莲子汤以补脾气；羊肉、狗肉、核桃可壮阳，常食以补肾纳气等。

(2) 应给予高蛋白、高热量、高维生素、易消化饮食。病情较重食欲欠佳者，给予半流或流质饮食。饮食宜温热、清淡，不宜用冷水、人工配制的含气饮料。忌食肥腻、辛辣、刺激性食物，如海鲜、金针菜、竹笋、咸菜、羊肉、韭菜、狗肉、公鸡肉、大蒜、荔枝干、桂圆肉、巧克力、花生等食物。

(3) 食物以清淡、营养丰富的动物肉类、植物类为主。多食新鲜蔬菜和水果，以养肺清热化痰。秋季气候干燥，适当辅加些补阴润肺的食物，如莲子银耳羹、冰糖雪梨羹等，以补肺养气，生津润燥。

(4) 同时给予充足的水分，一般每天饮水 1 500 毫升左右。特别是炎夏和寒冬季节更宜多饮水，以保证呼吸道黏膜的湿润与黏膜病变的修复，有利于痰液的排出。

食疗食物

中医保健历来讲究食疗，“药补不如食补”，药食结合既可减少药物的不良反应，又能提高治疗效果。

常食种类

粮豆类：米、麦、豆、薯类、薏米、赤小豆、白扁豆，肾虚者取食黑豆、小米、小麦为佳。

蔬菜类：藕、白茄子、豌豆苗、菠菜、油菜、萝卜、芹菜、荠菜、黄花菜、慈姑、木耳、生姜、竹笋、丝瓜、冬瓜、萝卜。

水果坚果类：葡萄、杏子、鸭梨、苹果、香蕉、柚子、橙子、花生，芝麻，核桃仁，芡实、松子仁，杏仁，大枣、栗子等。

肉蛋奶的选择：瘦猪肉、牛肉、鱼肚、鲍鱼、海参。

常用食材

蜂蜜

[性味归经] 性平，味甘。归脾经、肺经、大肠经。

[功效] 补脾缓急，润肺止咳，润肠通便。

[食疗作用] 蜂蜜能改善血液的成分，促进心脑和血管功能；对肝脏有保护作用，能促使肝细胞再生，对脂肪肝的

形成有一定的抑制作用;能迅速补充体力,消除疲劳,增强免疫力;能在口腔内起到杀菌消毒的作用;还可以润肠通便、助眠、治疗烫伤。常服蜂蜜对于心脏病、高血压、肺病、眼病、肝脏病、痢疾、便秘、贫血、神经系统疾病、胃和十二指肠溃疡病等 都有良好的辅助医疗作用。

[注意事项] 未满一岁的婴儿不宜吃蜂蜜:不适宜湿阻中焦的脘腹胀满、苔厚腻者食用。

白萝卜

[性味归经] 性平,味甘、辛。归肺经、脾经。

[功效] 下气,消食,除疾润肺,解毒生津,利尿通便。

[食疗作用] 具有促进消化、增强食欲、加快胃肠蠕动和止咳化痰的作用。

[注意事项] 脾虚泄泻者慎食或少食;胃溃疡、十二指肠溃疡、慢性胃炎、单纯甲状腺肿、先兆流产、子宫脱垂等患者忌吃。白萝卜主泻、胡萝卜为补,所以二者最好不要同食。若要一起吃时应加些醋来调和,以利于营养吸收。白萝卜宜生食,但要注意吃后半小时内不能进食,以防其有效成分被稀释。

百合

[性味归经] 性寒,味甘。归心经、肺经。

[功效] 养阴润肺,清心安神。

[食疗作用] 为止咳润肺、宁心安神、清利二便的滋补品,对肺燥咳血、咳嗽、病后余热未清、惊悸、失眠、心神不安等症有一定疗效,并有补脑健胃、抗衰老等功能,是中老年

人、神经衰弱患者的营养保健佳品。

[注意事项] 风寒痰嗽、中寒便滑者忌服。

梨子

[性味归经] 性凉，味甘、微酸。入肺经、胃经。

[功效] 生津，润燥，清热，化痰，解酒。

[食疗作用] 用于热病伤阴或阴虚所致的干咳、口渴、便秘等症，也可用于内热所致的烦渴、咳喘、痰黄等症。另外，煮熟的梨有助于肾脏排泄尿酸和预防痛风、风湿病和关节炎。

[注意事项] 梨性偏寒助湿，多吃会伤脾胃，故脾胃虚寒、畏冷食者应少吃。梨含果酸较多，胃酸多者，不可多食。用以止咳化痰者，不宜选择含糖量太高的甜梨。梨不应与螃蟹同吃，以防引起腹泻。

银耳

[性味归经] 性平，味甘、淡。归肺经、胃经、肾经。

[功效] 滋补生津；润肺养胃。

[食疗作用] 银耳能提高肝脏解毒能力，保护肝脏功能，不但能增强机体抗肿瘤的免疫能力，还能增强肿瘤患者对放疗、化疗的耐受力。

银耳也是一味滋补良药，特点是滋润而不腻滞，具有补脾开胃、益气清肠、安眠健胃、补脑、养阴清热、润燥之功，对阴虚火旺不受参茸等温热滋补的患者是一种良好的补品。银耳富有天然特性胶质，加上它的滋阴作用，长期服用可以润肤，并有祛除脸部黄褐斑、雀斑的功效。银耳是种含膳食纤维的减肥食品，它的膳食纤维可助胃肠蠕动，减少脂肪吸收。

［注意事项］ 风寒咳嗽者及湿热酿痰致咳者禁用。

山药

［性味归经］ 味甘，性平。归脾经、肺经、肾经。

［功效］ 益气养阴，补脾肺肾。

［食疗作用］ 用于脾虚气弱，食少便溏或泄泻，肾虚遗精、尿频，妇女白带过多，肺虚喘咳。

［注意事项］ 湿盛中满或有实邪、积滞者禁服。

杏仁

［性味归经］ 性温，味苦，有毒。归肺经、大肠经。

［功效］ 祛痰止咳，平喘，润肠。

［食疗作用］ 苦杏仁能止咳平喘，润肠通便，可治疗肺病、咳嗽等疾病。甜杏仁和日常吃的干果大杏仁偏于滋润，有一定的补肺作用。杏仁还含有丰富的黄酮类和多酚类成分，这种成分不但能够降低人体内胆固醇的含量，还能显著降低心脏病和很多慢性病的发病危险。杏仁还有美容功效，能促进皮肤微循环，使皮肤红润光泽。

［注意事项］ 阴虚咳嗽，肺家有虚热、热痰，泄痢便溏者忌食。

柚子

［性味归经］ 性寒，味甘、酸。归肝经、脾经、胃经。

［功效］ 消食，化痰，醒酒。

［食疗作用］ 柚子能治食少、口淡、消化不良等症，能帮

助消化、除痰止渴、理气散结。柚子有抗炎作用，可降低血小板的凝聚、增进血液浮悬的稳定性及增快血流，降低血糖，对病毒感染有保护作用。

［注意事项］柚子不能与某些药品同服，如他汀类降血脂药、特非那定、环孢素、咖啡因、钙拮抗剂、西沙必利、避孕药等。脾虚泄泻的人不宜多吃。另外柚子中含有大量的钾，肾病患者要在医生指导下才可以食用。

气管炎的外治法

穴位贴敷

穴位贴敷疗法是以中医经络学说为理论依据，把药物研成细末，用水、醋、酒、蛋清、蜂蜜、植物油、清凉油、药液甚至唾液调成糊状，或用呈凝固状的油脂（如凡士林等）、黄醋、米饭、枣泥制成软膏、丸剂或饼剂，或将中药汤剂熬成膏，或将药末散于膏药上，施于皮肤、孔窍、俞穴及病变局部等部位的治病方法。中医认为，经络属于脏腑，外络于肢节，沟通内外，贯穿上下，将人体各部的组织器官联系成一个有机整体，运行奇穴，营养全身，使人体各部的功能活动能保持协调和相对平衡。脏腑和经络之气输注到人体表面的某一部位即穴位。穴位贴敷疗法是通过对人体表穴位的刺激，激发经络的功能，调和气血，改善血液循环，促进和调整集体的免疫机能，并调节人体的动态平衡，从而达到内病外治的目的。该有别于外科直接疗法，既可统治外症，也可内病外治。

常用穴位

气管炎的病因病机主要是正不胜邪，寒痰互结，肺气壅遏不宣，以及反复发病伤及脾肾，最终形成肺、脾、肾气虚与痰伏于肺的本虚标实的病理基础，临床以肺的腧募穴、脾和肾的腧穴、特效穴及背部膀胱经的穴位贴敷为主，常用肺俞、膏肓、膻中、脾俞、肾俞、心俞、膈俞、大椎、天突、定喘等穴位。

肺俞

［定位］ 在背部，当第 3 胸椎棘突下，旁开 1.5 寸。

［取穴要点］ 颈后部正中最突出的骨性标志为第 7 颈椎棘突，向下依次数至第 3 胸椎棘突，肩胛骨内缘至后正中间线为 3 寸。

膏肓

［定位］ 背部，颈后部正中最突出的骨性标志为第 7 颈椎棘突，向下依次数至第 4 胸椎棘突下，旁开 3 寸。

［取穴要点］ 寻找穴位时通常采用俯卧姿势，膏肓穴位于背部，当第 4 胸椎棘突下，左右四指宽处（或左右旁开 3 寸），肩胛骨内侧，一压即疼。

膻中

［定位］ 在体前正中线，两乳头连线之中点。

[取穴要点] 膻中穴位于胸部，以后正中线上，平第 4 肋间，两乳头连线的中点。

脾俞

[定位] 在背部，当第 11 胸椎棘突下，旁开 1.5 寸。

[取穴要点] 颈后部正中最突出的骨性标志为第 7 颈椎棘突，向下依次数至第 11 胸椎棘突，肩胛骨内缘至后正中间线为 3 寸。

肾俞

[定位] 在背部，当第 2 腰椎棘突下，旁开 1.5 寸。

[取穴要点] 两侧髂嵴最高点的连线平对第四腰椎棘突，向上依次数至第二腰椎棘突，肩胛骨内缘至后正中间线为 3 寸。

心俞

[定位] 在背部，当第 5 胸椎棘突下，旁开 1.5 寸。

[取穴要点] 颈后部正中最突出的骨性标志为第 7 颈椎棘突，向下依次数至第 5 胸椎棘突下，旁开 1.5 寸。

膈俞

[定位] 背部，第 7 胸椎棘突下，旁开 1.5 寸。

[取穴要点] 颈后部正中最突出的骨性标志为第 7 颈椎棘突，向下依次数至第 7 胸椎棘突下，旁开 1.5 寸。

大椎

[定位] 在后背正中线上，第 7 颈椎棘突下凹陷中。

[取穴要点] 颈后部正中最突出的骨性标志为第 7 颈椎棘突，棘突下凹陷中。

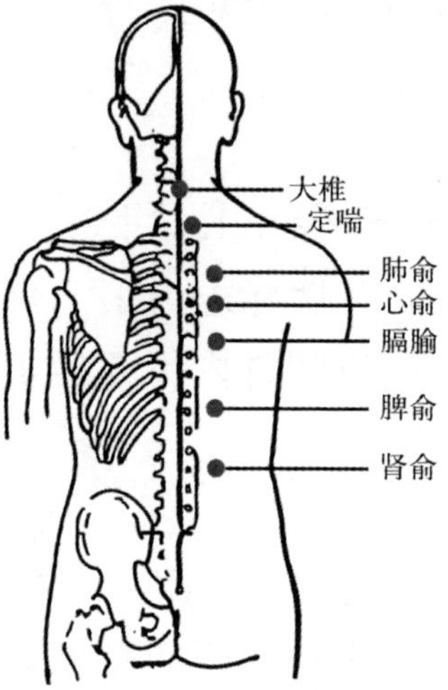

天突

［**定位**］颈部，当前正中线上，胸骨上窝中央。

［**取穴要点**］在颈部，当前正中线上，胸骨上窝中央，在左右胸锁乳突肌之间。

定喘

［**定位**］大椎穴，旁开0.5寸处。

［**取穴要点**］俯卧位或正坐低头，穴位于后正中线上，第7颈椎棘突下定大椎穴，旁开0.5寸处。

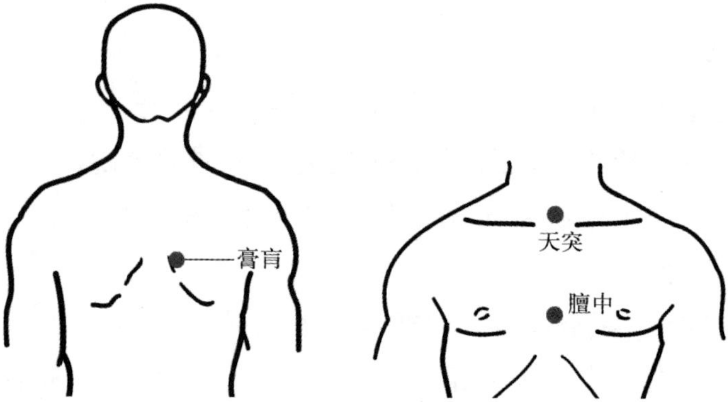

贴敷药物

白芥子

［**性味归经**］无臭，味辛、辣。归肺经。

［功效］化痰逐饮，散结消肿。

［主治］主治咳喘痰多，胸满胁痛，肢体麻木，关节肿痛，湿痰流注，阴疽肿毒。

［用法用量］内服：3～9 克；或入丸、散。外用：取适量研末调敷，或作发泡用。

［使用注意］该品辛温走散，耗气伤阴，久咳肺虚及阴虚火旺者忌用；消化道溃疡、出血者以及皮肤过敏者忌用。用量不宜过大。

细辛

［性味归经］性温，味辛。归心经、肺经、肾经。

［功效］祛风散寒，通窍止痛，温肺化饮。

［主治］主治风寒感冒，头痛，牙痛，风湿痹痛，鼻渊，肺寒咳嗽。

［用法用量］散剂每次服 0.5～1 克；外用适量。

［使用注意］阴虚阳亢头痛、肺燥伤阴干咳者忌用。不宜与藜芦同用。

甘遂

［性味归经］性寒，味苦，有毒。归脾经、肺经、肾经、膀胱经、大肠经、小肠经。

［功效］泻水逐肿，消肿散结。

［主治］主治水肿，腹水，留饮结胸，癫痫，喘咳，大小便不通。

［用法用量］内服：宜用炮制品，宜入丸、散，每次0.5～1 克。外用：取适量研末调敷。

[使用注意] 气虚、阴伤、脾胃衰弱者及孕妇忌服。

生姜

[性味归经] 性微温，味辛。归肺经、脾经、胃经。

[功效] 散寒发汗，化痰止咳，和胃止呕。

[主治] 主治风寒感冒，脾胃寒症，胃寒呕吐，肺寒咳嗽，解鱼蟹毒。

[用法用量] 煎服，3～10 克，或捣汁服。

[使用注意] 生姜助火伤阴，故热盛及阴虚内热者忌服。

延胡索

[性味归经] 性温，味辛、苦。归肝经、脾经。

[功效] 活血散瘀，理气止痛。

[主治] 主治胸胁、脘腹疼痛，胸痹心痛，经闭痛经，产后瘀阻，跌扑肿痛。

[用法用量] 内服：煎剂，3～10 克；或入丸、散。外用：适量。

[使用注意] 元胡辛散、苦泄、温通，既入血分，又入气分，既能行血中之气，又能行气中之血，气畅血行，通则不痛。临床证实本品止痛作用较乳香、没药、五灵脂为强，为中药中的止痛良药，对胃脘作痛及经行腹痛尤为效捷，配伍应用效果更佳。

麻黄

[性味归经] 性温，味辛、微苦。归肺经、膀胱经。

[功效] 发汗散寒，宣肺平喘，利水消肿。

[主治] 主治风寒表实证，恶寒发热，无汗，头痛身疼，咳嗽气喘，风水肿。

[用法用量] 2～10 克。

[使用注意] 体虚自汗、盗汗、虚喘及阴虚阳亢者禁服。麻黄发寒力较强，故表虚自汗和阴虚盗汗，喘咳肾不纳气的虚喘者均应慎用麻黄。而且，麻黄兴奋中枢神经，多汗、失眠者慎用麻黄。

冰片

[性味归经] 性凉，味辛、苦。归心经、肝经。

[功效] 开窍醒神，清热散毒，明目退翳。

[主治] 主治热病高热神昏，中风痰厥惊痫，暑湿蒙蔽清窍，喉痹耳聋，口疮齿肿，疮痈痔疮，目赤肿痛，翳膜遮睛。

[用法用量] 内服：入丸、散，0.15～0.3 克。外用：研末撒于患处或调和敷于患处。

[使用注意] 气血虚者忌服，孕妇慎服。小儿吐泻后成惊者为慢脾风，切不可服。眼目昏暗属肝肾虚者不宜用。

肉桂

[性味归经] 性大热，味辛、甘。归肾经、脾经、心经、肝经。

[功效] 补元阳，暖脾胃，除积冷，通血脉。

[主治] 主治阳痿宫冷，腰膝冷痛，肾虚作喘，虚阳上浮，眩晕目赤，心腹冷痛，虚寒吐泻，寒疝腹痛，痛经经闭。

[用法用量] 1～5 克。

[使用注意] 有出血倾向者及孕妇慎用。不宜与赤石

脂同用。

贴敷的基本方法

正确运用贴敷疗法才能取得预期效果，具体要求如下。

选择合适的时间窗：夏季三伏天自然界阳气旺盛，此时冬病处于缓解期，加之人体脏腑功能相对稳定，故病情比较平稳，但人体阳气盛于外而虚于内，皮肤腠理相对疏松，采取审因辨证论治的治疗方法，给予助阳之品，可养其内虚之阳，以助生长之能，达到扶正祛那的目的，以期收到"治病求本"的疗效。冬病夏治穴位贴敷是根据夏季养阳、秋冬养阴的理论，在夏季三伏天通过特定部位药物吸收的直接作用和穴位刺激激发经气的间接作用，来达到预防和治疗疾病的一种外治疗法。夏至后第3个庚日为初伏，夏至后第4个庚日为中伏，立秋后第1个庚日为末伏，三伏实为"夏之阳盛之时"，故选择三伏为治疗的最佳时机。而肺五行属金，三伏第1日均为庚日，庚属金，金气旺盛，宜理肺(利于调治呼吸系统疾病)，故多选择三伏之第1日为主要治疗时间。脏腑之气血输注于背部的俞穴，故选择背俞穴能调节所对应脏腑的机能状态。具体到每个人而言，应在贴敷前对相关疾病及自身状态有一定了解，及早调理以进入疾病缓解期，合理选择贴敷时机，切勿盲目贴敷，加重病情。

辨证施治：药物均有偏性，中药治病即为"以偏纠偏"的过程，故临床运用宜辨证施治。贴敷所用药物偏于温热，适用于正气不足、寒饮内蕴者，症见咳嗽、喘憋胸闷，咯痰色白清稀或呈泡沫状，形寒怕冷，四肢或后背发凉，乏力，舌淡苔白，脉沉细或滑，诸症遇凉加重，反复发作，迁延不愈。临床有一部分患者并不适合于贴敷，如湿热质、阴虚质及外邪未祛者。

辨病施治：穴位贴敷疗法可以治疗慢性支气管炎、慢性咳嗽、支气管哮喘、反复感染、慢性咽炎、鼻炎、慢性阻塞性肺病等多种慢性呼吸系统疾病，疗效显著。但某些疾病虽以咳、痰、喘为主要临床表现，可能为肺结核、肺间质纤维化、甚至肺癌等特殊感染性或器质性病变，此类患者接受穴位贴敷疗效不佳，宜早期诊断、正确治疗，以免贻误病情。

提前就诊：患者在贴敷前应于呼吸科专科门诊就诊，尽可能明确中西医诊断，了解自己的证型和体质状态，辨别是否适合于三伏贴。若有痰热标实表现的，可提前干预治疗，通过饮食调理、药物治疗等措施综合处理后，祛除痰热之标，进入适合于贴敷的状态，复其阳虚之本。若为适合贴敷的患者可提前告知贴敷注意事项，减少不利因素的影响。

综合调理：穴位贴敷为疾病缓解期治本的一种手段，其他疗法不可偏废，应配合口服汤药、针灸、拔罐、耳穴、刮痧、推拿等方法进行综合治疗以增加疗效。

贴敷注意事项：① 肺部感染急性期、皮肤破损、严重的心肺功能不足者不适宜贴敷。② 贴敷期间应饮食清淡，少食肥甘厚腻、煎炸之品、牛羊肉、海鲜、辣椒等辛温刺激、难以消化的食物及冰棍冷饮等寒凉之品，尽量避免风扇、空调直吹，适度锻炼，保持心情舒畅。③ 贴敷过程中，若皮肤局部出现轻微发红、发热、发痒为正常现象，缩短贴敷时间即可；若出现起水泡、水泡过大者可于医院请专科医生处理，有研究证明，局部反应明显者疗效更佳。

疗程：贴敷以治本为主，起效慢，一般疗程为三年，短期疗效不明显时，宜耐心等待。

穴位按摩

自我按摩能有效地缓解气管炎症状，具有很好的治疗作用。

穴位按摩具体操作方法是：将拇指（或食指、中指）的指腹按在穴位上，用手指作顺时针或逆时针揉动按压。每个穴位按揉100～200下，按揉时手指要有一定力度。最好每日进行2次，早、晚各1次。

当自我按摩无法按摩到背部穴位，如肺俞、心俞等穴位时，可采用“背部撞墙法”：离墙15～20厘米，全身自然放松，用背部向后撞击墙壁，达到刺激背部膀胱经穴位的作用。

在平素的穴位按摩治疗中，不仅可以根据前文所述穴位进行单一的按摩治疗，亦可根据不同部位进行“组合式”按摩，现简述如下。

头部按摩

迎香

[**定位**] 在鼻翼外缘中点旁开，当鼻唇沟中。

[**取穴要点**] 在鼻翼外缘中点旁开，当鼻唇沟中。

百会

[**定位**] 后发际正中上 7 寸，当两耳尖直上，头顶正中。

[**取穴要点**] 采用正坐的姿势，百会穴位于人体的头部，头顶正中心，可以通过两耳角直上连线中点，来简易取此穴；或以两眉头中间向上一横指起，直到后发际正中点。

上星

[**定位**] 在头部，当前发际正中直上 1 寸

[**取穴要点**] 采用正坐的姿势，额头，当前发际正中直上 1 寸。

按摩手法：① 用双手中指指腹点按左右迎香穴各50～100 次。② 用右手拇指指腹点按上星、百会、百劳各 50～100 次。③ 用双手拇指指腹部抹桥弓 20～30 次。④ 揉捏对屏尖 6 分钟，频率每分钟 90 次，力度以轻柔为宜。

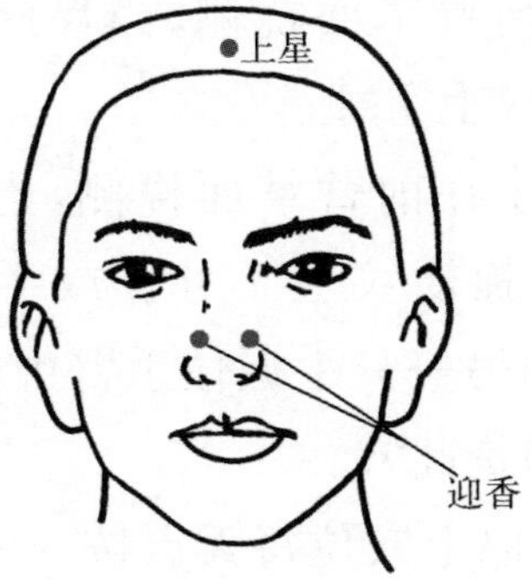

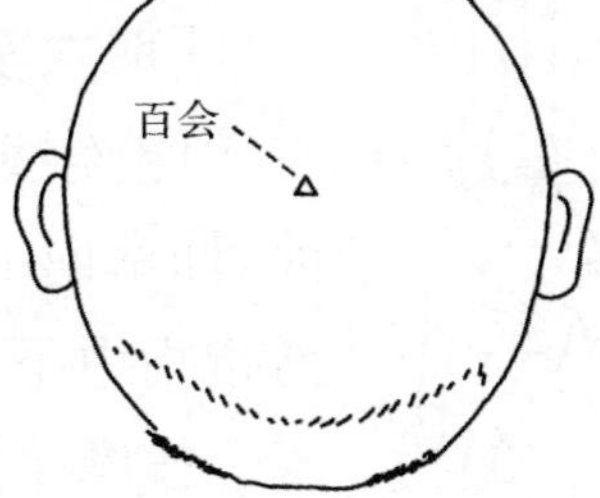

手部按摩

太渊

[定位] 在腕掌侧横纹桡侧,桡动脉搏动处。

[取穴要点] 仰掌,当掌后第一横纹上,用手摸有脉搏跳动处的桡侧凹陷者中即是。

鱼际

[定位] 在手拇指本节(第1掌指关节)后凹陷处,约第1掌骨中点桡侧,赤白肉际处。

[取穴要点] 取侧掌,微握掌,腕关节稍向下屈,于第1掌骨中点赤白肉际处即是。

合谷

[定位] 第1、2掌骨间,当第2掌骨桡侧的中点处。

[取穴要点] 在手背,在第1、2掌骨之间,当第2掌骨桡侧之中点处;或拇、食两指张开,以另一手的拇指关节横纹放在虎口上,当虎口与第1、2掌骨结合部连线的中点;拇、食指合拢,在肌肉的最高处即是。

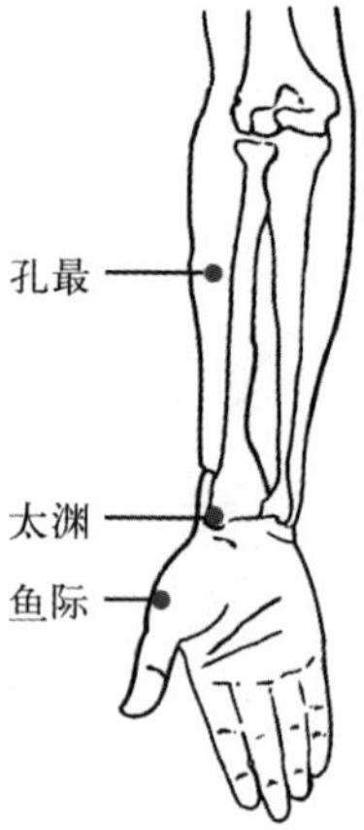

孔最

[定位] 在前臂掌面桡侧,当尺泽与太渊连线上,腕横纹上7寸。

[取穴要点] 在前臂掌面桡侧,当尺泽与太渊连线上,腕横纹上7寸。或手臂向前,仰掌向上,用另一只手握住手臂中段处,拇指指甲下压即是此穴。

按摩手法:以上穴位每天点按50～100

次，每天2次，1个月为1个疗程。症状平复后患者应坚持每天按摩1次，并做适当的身体锻炼。

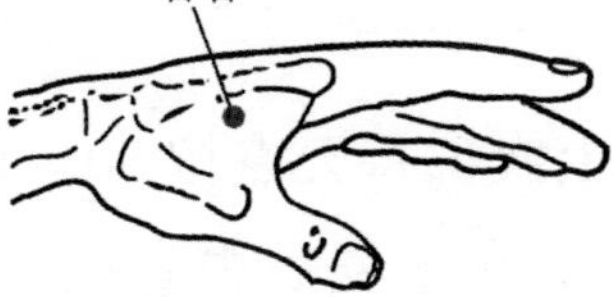

下肢按摩

丰隆

[定位] 在小腿前外侧，当外踝尖上8寸，条口外，距胫骨前缘二横指。

[取穴要点] 外踝尖上8寸，条口穴外1寸，胫骨前嵴外2横指处。

足三里

[定位] 小腿外侧，犊鼻下3寸。

[取穴要点] 在小腿前外侧，当犊鼻下3寸，距胫骨前缘一横指(中指)。

三阴交

[定位] 足内踝尖上3寸，胫骨内侧缘后方。

[取穴要点] 在小腿内侧，足内踝尖上3寸，胫骨内侧缘后际。

太冲

[定位] 第1、2跖骨结合部之前凹陷处。

[取穴要点] 取太冲穴时，可采用正坐或仰卧的姿势，

太冲穴位于足背侧，第 1、2 趾跖骨连接部位中。以手指沿拇趾、次趾夹缝向上移压，压至能感觉到动脉映手，即是太冲穴；或者拇趾、次趾夹缝向脚背方向二横指后，即是太冲穴。

按摩手法：以上穴位每天点按 50～100 次，每天 2 次，1 个月为 1 个疗程。症状平复后患者应坚持每天按摩 1 次，并做适当的身体锻炼。

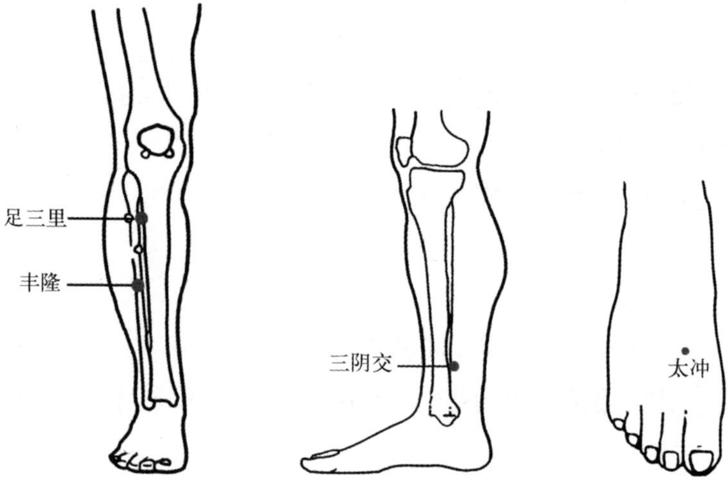

躯干部按摩

中府

[定位] 胸前壁外上方，前正中线旁开 6 寸，平第 1 肋间隙处。

[取穴要点] 两手叉腰正立，锁骨外侧端下缘有三角

窝，由此窝正中垂直向下平第1肋间隙处即是此穴；或者取仰卧位，自乳头（男子）向外2寸处，再直线向上摸取肋骨，第一肋间隙处即是此穴。

巨阙

[定位] 胸腹交接处的凹陷部位。

[取穴要点] 该穴位于上腹部，前正中线上，当脐中上6寸。取穴道的时候通常让患者采用仰卧的姿势，以便实施者能够准确的找寻穴道和顺利的实施相应的按摩手法。巨阙穴位于人体的腹部中部，左右肋骨相交之处，再向下二指宽即为此穴。

肓俞

[定位] 当脐中旁开0.5寸。

[取穴要点] 在腹中部，脐中旁开0.5寸。

厥阴俞

[定位] 第4胸椎棘突下旁开1.5寸处。

[取穴要点] 颈后部正中最突出的骨性标志为第7颈椎棘突，向下依次数至第4胸椎棘突下，旁开1.5寸。

志室

[定位] 当第2腰椎棘突下，旁开3寸。

[取穴要点] 两侧髂嵴最高点的连线平对第4腰椎棘突，向上依次数至第2腰椎棘突，肩胛骨内缘至后正中间线为3寸。

另可取膻中、肺俞、心俞、肾俞，其定位、取穴要点参见前文。

按摩手法：① 按压肺俞、厥阴俞、心俞、肾俞、志室各30～50次，力度以酸痛为佳。② 按揉中府、膻中、巨阙、肓俞各50次，力度轻柔。

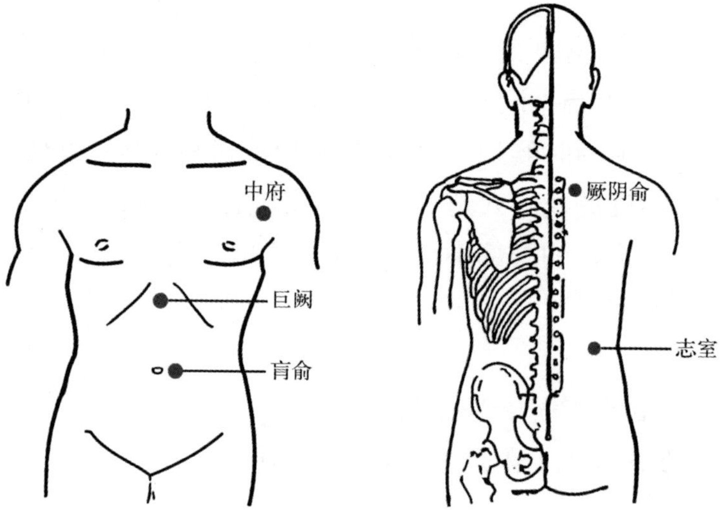

穴位熏灸

先用七星针在心俞、肺俞、定喘、大椎等穴上敲后，再以2分厚的鲜姜片贴在穴位上，进行隔姜艾条熏灸，每穴3壮。

运动疗法

呼吸锻炼

呼吸是人最基本的生命活动特征。慢性支气管患者为了缓解发病时呼吸困难，经常采取一种错误的呼吸方式，吸气时伸颈、抬肩、收腹，呼吸浅、短、急促，实际上，这种呼吸方式不仅不能改善肺部通气功能，相反会增加机体的氧耗。纠正错误的呼吸方式，采取正确的呼吸方式，坚持做呼吸体操，是目前国内外公认的有效治疗方法。

腹式呼吸（也称横隔呼吸）：这种呼吸方式通过有意识地改变腹部肌肉的张力和腹腔内压力，来延长呼气时间，即吸气时腹肌放松，腹部向外隆起，使隔肌下沉，扩大胸腔容积；呼气时，腹肌收缩，腹部向内凹陷，使隔肌上抬，挤压肺脏，排出肺里空气。临床证实，腹式呼吸可以增加呼吸深度，减慢呼吸频率，改善肺通气量，降低耗氧量，缓解呼吸困难。同时，还可减轻由于过度吸气造成的肺膨胀，并能在精神上解除病人的紧张或烦躁情绪，具有生理和心理的双重治疗作用。

［**方法**］呼吸时注意力集中于横隔，分腿直立，左、右手相叠置于小腹部，放松全身肌群，用鼻慢慢吸气，横隔下沉，腹壁相应隆起。用手感觉这种起伏，并适当加压于腹部；用口徐徐呼气，呼至腹部瘪进为止。呼气时横隔上升，肺容量增大，腹壁也随之下陷，并有意识地再把腹肌收缩一下，以增加腹压，使横隔更为上升。一吸一呼为 1 次，10 次为 1 节。可早、晚坚持练，白天随时练，次数、时间不限。

练习时注意力要集中，姿势自然，目视前方。呼气要比吸气长 1～2 倍，即吸和呼的比例是 1∶2 或 1∶3，但吸不要过急，呼气不要太尽，不要憋气。不要面对冷风，或灰尘大的地方练习，以免刺激气管，引起咳嗽。

缩嘴呼吸法：支气管壁受到慢性炎症的侵袭腐蚀，抵抗压力的能力降低，再加上患者往往呼气深长而用力，胸内压较高，从而使支气管壁过早塌陷闭塞。这样练习可使支气管腔内压增高5厘米水柱左右，从而延缓了支气管壁的过早闭塞。吸气仍宜经鼻，空气经鼻腔的吸附、过滤、湿润、加温，可以减少对气管的刺激。

［**方法**］先用鼻吸气一口然后将嘴唇缩成吹笛状，使气体通过缩窄的口形徐徐呼出，随即再重复，做5次后休息一会，再重做。

半桥式呼吸：部分慢性支气管炎患者胸膜与隔肌粘连较显著，一般的呼吸练习较难增加横隔活动范围，而半桥式呼吸方法，利用内脏的重量推动横隔向上，可膈肌活动增加。此法对高血压、严重肺源性心脏病患者，以及进餐饱食后不宜进行。

［**方法**］仰卧，头部垫一枕头，两腿屈膝，两脚放在床架或墙壁上，以脚撑在床架或墙上，抬高身体，使腰部离床成臀高头低位，两手托腰，同时收腹呼气，鼓腹吸气，再次收腹呼气后放平身体为1次。可于早晚各做1回，每回逐渐增加重复次数，由2～3次增至10～20次，两次之间可稍稍休息，做完后平躺数分钟再起床，以免头晕。体力差者，可在臀腰部用被或枕头垫起，使身体成头低足高姿势。

全身性的呼吸体操：在腹式呼吸练习的基础上，为了进一步改善呼吸功能，可以进行全身性的呼吸体操，在继续呼吸练习的同时增加一些肢体伸展动作和一定的外力，更有效增加横隔活动范围，增加通气量，增进体力。

［方法 1］

第一节　腹式呼吸：坐位，两脚分开同肩宽，两手放于大腿上。口呼气，慢慢收腹；鼻吸气，缓缓鼓腹。

第二节　侧屈运动：坐位，两手叉腰，拇指向后。躯干向左侧弯，左臂下垂，右肩耸起，呼气；还原时吸气。两侧轮流，方向相反。

第三节　压胸运动：坐位，两臂屈曲于胸前交叉，上臂和肘部贴近胸廓。呼气时低头弯腰，两臂自然挤压胸部；吸气时缓缓挺腰，还原到预备姿势。

第四节　转体运动：坐位，两手叉腰，拇指向后。向左转体，右掌向左前侧推出，呼气；还原到预备姿势，吸气。两侧轮流，方向相反。

第五节　压腹呼吸：坐位，两手抵腹部前侧方，拇指向后。呼气时低头弯腰，两肘前摆，两手自然按压腹部；还原到预备姿势，吸气。

第六节　转体弯腰：坐位，两腿伸直分开，后跟着地，两臂侧平举，弯腰同时向左转体，以右手触左脚，呼气；还原时吸气。两侧轮流，方向相反。

第七节　折体呼吸：坐位，两臂半屈，抬起与肩平，稍挺胸，呼气并弯腰低头，至胸部贴近大腿，以两臂环抱大腿；吸气，慢慢还原到预备姿势。

第八节　抬腿运动：坐凳子前缘，两下肢伸直，两手撑椅子边缘，体稍后仰。左腿尽量抬高，吸气；呼气时放下。两腿轮流。

第九节　抱膝呼吸：坐位，两臂半屈，抬起与肩平。左腿屈曲提起，两手抱小腿中下段，使膝贴近胸部，呼气；还原时吸气。两侧轮流。

第十节　整理运动：放松站立，两手腹前交叉，腰部放松。两臂腹前交叉上举，抬头看手，吸气；两臂左右分开体侧划弧，还原到预备姿势，呼气。

［方法 2］

第一节　上肢运动：直立，两臂自然下垂。两臂前平举，掌心相对；两臂上举并抬头看手；两臂侧平举；还原到预备姿势。

第二节　扩胸运动：直立，两臂自然下垂。左腿向左侧跨出一步，同时两臂胸前平屈后振；上体向左转体 90°，同时两臂侧平举后振，两脚不能移动；上体右转 90°，两臂胸前平屈后振；还原成预备姿势。两侧轮流，方向相反。

第三节　提臂呼吸：分腿直立，两臂自然下垂。两手掌心向上，两臂弯曲，逐渐上提至下颌处，同时鼻吸气；两手翻掌徐徐下按，同时口成吹笛状呼气。

第四节　踢腿运动：直立，双手叉腰。左腿伸直前踢，还原；左腿侧踢，还原。两腿轮流。

第五节　上步展臂：直立，两臂自然下垂。两臂经前至斜上举掌心相对）吸气，同时左脚向左前方迈一步，重心落于左腿，右脚尖点地；两臂经前落下，呼气，同时左脚收回，还原动作。两侧轮流，方向相反。

第六节　发音呼吸：分腿直立，两臂自然下垂。两臂经前至斜上举（掌心相对），吸气；翻掌，两臂下落至侧平举，上体前屈，同时呼气，当上体前屈至水平位时压肩上下振动，同时嘴中发“啊”音吐气，直至吐尽，还原成直立。

第七节　弓步击拳：分腿直立，两手握拳于腰侧，掌心向上。上体左转45°成左弓步，同时右拳向前用力击出（掌心向下）；还原成预备姿势。两侧轮流，方向相反。

第八节　腰臂运动：分腿直立，两臂自然下垂。右手掌搭左肩上，左手背贴在右侧后腰部，同时上体向左转，头稍低，眼看左脚跟；还原成预备姿势。两侧轮流，方向相反。

第九节　立位呼吸：直立，两臂自然下垂。提脚跟同时尽量吸气；落脚跟呼气。

［方法3］

第一节：仰卧，两手分别放在小腹和胃部，缓缓进行深呼吸，呼气时手可轻压腹部，一二分钟。

第二节：仰卧，两臂放在身旁。吸气时手心向下，脚尖向内；呼气时反掌手心向上，脚尖外展，如此反复七八次。

第三节：仰卧，吸气时两臂放于体侧，手心向上；呼气时下肢不动，右手臂随上体向左侧转体与左手臂合拢；吸气，还原，左右交替进行七八次。

第四节：仰卧，吸气时下肢不动，两手叉腰；呼气时两腿慢慢屈膝，两手抱膝轻压腹部，再吸气时还原，反复七八次。

第五节：仰卧，吸气时下肢不动，两臂上举过头；呼气时一腿伸直抬起，两手触及膝部，交替进行七八次。

第六节：仰卧，吸气时下肢不动，两臂上举过头，呼气时两手随身体坐起而触及脚尖，胸触膝，再吸气时，两手随上体卧倒而回到头上，反复七八次。

第七节：仰卧，吸气时不动，呼气时两臂抱胸，反复七八次。

第八节：坐位，两手轻放胸腹部自由呼吸一二分钟。

呼吸体操运动时呼吸要自然，匀长，放松，不可屏气，憋气。做操时室内保持空气新鲜，室温适宜。各节动作可重复做 4～8 次，也可根据身体状况选练其中节数。

慢性支气管炎运动疗法的注意事项

（1）全身锻炼要求在掌握腹式呼吸的基础上进行，每次练习后要求产生轻度气促感，才能不断改善心肺功能。阶段性地进行肺功能等相关的医学测试，以便了解锻炼效果，提高锻炼的信心，也为更好地选择适宜运动方式和运动量提供依据。

（2）对于刚开始进行运动疗法的患者，最好在医护人员的监视下进行。每位锻炼者在运动过程中和运动结束后要适时对身体反应进行自我监测，一旦发生不良反应应立即停止运动，及时采取措施或调整运动量。

（3）运动疗法可以成为慢性支气管炎的基础疗法，在病情稳定的缓解期，积极地进行运动锻炼，并辅以适当的药物，常能取得较好的效果。然而，在急性期应严格控制运动量和运动形式，必须在征得医师同意的前提下，运用呼吸练习或其他锻炼方式减缓症状，不宜进行户外锻炼，以免加重病情。若有急性感染发热和心肺功能失代偿时不宜进行运动疗法。

功法导引

气功经穴导引法

气功经穴导引法是根据经络学说和针灸学理论，运用合适的手法，在人体的主要经络路线和主要穴位上进行的。其主要作用是结合气功锻炼，可将呼吸、意守和内气的锻炼自然地结合起来，从而提高导引的效果。导引可在睡觉前进行，也可在其他空闲时间进行。在睡觉前导引，可只穿内衣，以便充分发挥其疏通经络、调和气血、平秘阴阳和旺盛血液循环的作用。

导引手法：

拍打法：用食指、中指、无名指、小指的指腹在按摩部位上进行拍打。拍打时，四指并拢或稍分开，以手指的指腹（不是手掌）用弹跳的力量有节奏地向前移动着拍打。这种手法可在四肢部位上应用。

叩打法：五指弯曲，指尖收拢或稍分开，成梅花形或扇面形，用指尖的力量在按摩部位上叩打。叩打时，主要是用腕指的弹跳力。这种手法的力量较强，也较集中，主要应用在四肢部位上。

抚摩法：用手掌和手指的掌侧面在按摩部位上进行缓慢或快速的有节律的抚摩，是一种比较轻的手法。缓慢抚摩法主要应用于头部，快速抚摩法主要是应用于四肢和躯干。快速抚摩法是用整个手臂的力量进行的，实际上也是用全身力量进行的。

旋摩法：可用食指、中指、无名指、小手指的远端指腹进行旋摩，也可用手掌及手指的掌侧面旋摩。前者的力量比较集中，透力较大；后者的力量比较均匀，主要作用于浅部。旋摩是在按摩部位呈弧圈形旋转地前进或在固定的部位上旋摩。前者主要应用于四肢，后者主要应用于腹部。

点按法：以指尖的“顶劲”点按在穴位上进行按摩。点按可以用拇指、食指或中指的指尖进行，用作点按的手指应剪短指甲。点按可用单手也可用双手进行。施用的指力视点按部位而定。这种手法主要应用在若干主要穴位上。

指揉法：用指尖的“顶劲”在穴位上进行揉压。可用单手也可用双手进行。施用的指力有轻有重，视指揉部位的不同而定。指揉法是用指尖以小的弧圈形式揉压的，多应用于一些主要穴位上。

掌揉法：用手掌的基底部（靠近腕部的肉厚之处），以手腕力量呈弧圈样进行揉摩。此法较指揉法的力量大，可以作用到软组织的深部。掌揉法主要用于四肢肌肉较厚的部位和关节部位。

指捏法：用五个手指进行捏压。捏压时，拇指伸直，食指、中指、无名指、小指并拢平伸，掌指关节后引，拇指前伸，使拇指和食指的指尖平齐，形如“鹤嘴”。这种手法在《天罡指穴法》中叫“鹤嘴劲”，主要用于上肢部位。施术时，以指捏的力量像“鹤嘴”那样一张一闭地向前捏动。

掌搓法：用掌指的掌侧面像搓东西那样用“搓劲”在按摩的部位上搓动。可以向单一方向搓动，也可以来回搓动。此法的力量较“抚摩法”重。主要用于腹背部和四肢部。

剁掌法：用第5掌骨和小指的尺骨侧（拇指在上，小指在下），用手腕的力量，像以手掌剁东西那样在按摩部位上进行。剁掌时，五个手指微分开，以便容易产生弹跳力量。可以用单手也可以用双手进行。此法可通过震颤的力量作用于较深部位，主要用于四肢肌肉较厚处。

推导法：用手掌的基底部在按摩部位上以较重的力量“推导”。可以用单手也可以用双手进行。用双手进行时，把一只手掌放在另一只手的手背上，以加重推导的力量，主要应用于四肢部和腰背部。

抓起法：将五个手指的末节指腹按压在按摩的部位上，随即以适当的压力收拢指尖，用向上抓起。此法对肌肉组织活动的幅度和血液循环都有较大的作用，主要应用于四肢肌肉较厚的部位。

捧砂法：用手掌的第5掌骨掌侧面的部分，像捧砂子那样一捧、一捏、一起地进行，所以也叫“捧砂劲”。捧砂时以手掌的内翻劲进行，主要用于腹背部和四肢。

部位和作用：

颜面部：① 双手洗脸。两手做洗脸动作，以手掌轻轻摩擦面部皮肤十数次。此法可使面部皮肤柔润，增强抵御风寒的能力。② 导引迎香穴。迎香穴在鼻翼旁鼻唇沟的鼻侧凹陷处。导引此穴有医治慢性鼻炎和嗅觉障碍的作用；经常按摩此穴还可预防感冒。可用食指或中指的指腹以“指揉法”进行，也可用拇指远端的桡侧以“抚摩法”进行反复抚摩十数次。③ 导引耳郭。耳郭与人体的内脏、四肢和经络系统都有密切联系。因此，导引耳郭可对相应的部位发生作用。耳郭壳的耳轮部分，主要对头面、躯干、四肢发生作用，其中“耳垂”对眼发生作用；“耳甲腔”主要对神经系统、内分泌系统和内脏器官发生作用。导引时用拇、食指的指腹，以适当的力量捏压耳壳，可以先从“耳轮”开始，也可以先从“耳甲腔”开始，各捏揉十数次。

头颈部：导引风池。风池在项后（枕骨下）大脖筋（斜方肌起始部）两侧的凹陷处（第 2 颈椎的两旁）。导引此穴有医治眼病、头痛、失眠、耳鸣、神经衰弱等作用，经常导引此穴可预防感冒。可用“点按法”或“指揉法”导引十数次。

肩背部：导引大椎。大椎在项背部第 7 颈椎棘突之下的凹陷处。按摩此穴有医治头痛、肩背痛、神经衰弱、慢性气管炎等作用。此穴还是人体上的一个保健穴，有强壮身体的作用。按摩时可将食指及无名指的指端压在中指指端的指背上，以加重指力，可用“点按法”或“指揉法”按摩；也可用拇指及食、中指的“捏劲”自后发际正中向下捏至“身柱穴”，反复捏十数次。

上肢：导引曲池、少海。曲池在肘关节屈肘横纹的外端（桡侧端），少海在肘关节屈肘横纹的内侧（尺侧端）。两穴均屈肘取穴。导引这两个穴位，均有医治肘关节痛、上肢运动障碍等作用。导引曲池穴还有宽胸利膈、通调肺气、防治慢性气管炎等作用；按摩少海还有通调心气的作用。导引时，可将一只手放在对侧的肘关节部，拇指捏在少海上，中指捏在曲池上，肘部稍屈曲，以拇指和中指的指腹用“指揉法”左右各揉按十数次。

下肢：导引足三里。足三里在膝髌骨下3寸处，当胫骨前嵴外侧约两横指处。此穴作用广泛，对消化、呼吸、心血管、神经、泌尿生殖等系统都可发生影响，特别是对消化不良、高血压、神经衰弱、习惯性便秘等治疗作用较好。经常导引足三里可起保健作用。可用“指揉法”导引十数次。

胸腹部：导引任脉。任脉是经络系统中“奇经八脉”里的一条经脉，这里指的是循行于胸腹部正中线的一段。在这一段经脉上的主要穴位有：膻中、鸠尾、三脘（上脘、中脘、下脘）、神阙（即脐中）、气海、关元等穴。导引膻中穴有疏导胸气和防治慢性支气管炎等作用。鸠尾、三脘和神阙有医治胃气胀满、疼痛不舒和增强脾胃功能等作用。气海、关元主要作用于泌尿生殖系统、神经系统和消化系统；气海和关元还被认为是人体上的重要强壮穴（保健穴）；神阙则是“前丹田”之所在。导引时可用“推导法”和“旋摩法”。

闭气导引功

预备式：开脚站立，两脚与肩同宽，两臂自然松垂于身体两侧。头顶正直，舌抵上腭，两眼轻闭，全身放松，排除杂念。

用鼻子做深细之吸气，随吸气头慢慢转向左侧。闭气稍停，两眼向左凝视，然后慢慢把气呼出来，再用鼻子深细之吸气，随吸气头慢慢转向左后方。闭气稍停，两眼凝视后方，再慢慢把气呼出来，将头转向前方预备势位置。

接着吸气头向右侧。闭气稍停，两眼凝视后方，再慢慢把气呼出来，接着吸气头向右后侧转动。闭气稍停，两眼凝视右后方，再慢慢把气呼出来，将头转向前方预备势位置。重复进行吸气、闭气、目凝视动作，左右方向转动各 24 次。

咳呼导引功

平坐于椅子上，脊背不后靠，两脚分开与肩同宽，大腿与小腿呈 90°，躯干正直，全身放松，下颌微收用鼻子做深细匀长之吸气，吸后闭气稍停，咳嗽一声使气从胸中向上冲喉而出，咳后再吸气，可反复做此吸、咳、呼 24 次或 36 次，每天早、晚各做 1 次。

刮痧镇咳功

该功法有镇咳之效。刮痧之前，先将镇咳风湿药油滴几滴在被刮痧之皮肤表面，用铜钱一枚，先刮背部的几个经外奇穴，如背部的五柱穴（位于背部正中线：第 7 颈椎棘突与第 1 胸椎棘突之间有一穴；第 1 胸椎棘突与第 2 胸椎棘突之间有一穴；第 2 与第 3 胸椎棘突之间有一穴；第 3 与第 4 胸椎棘突之间有一穴；第 2 与第 3 胸椎棘突之间点两侧左右横开各 1.5 寸处有两穴，共计 5 个穴名，6 个穴位)。用刮痧板自发际下正中颈椎往下刮至第 5、6 胸椎处，方向要由上向下刮，用力要匀，要适中，刮拭至出现红色斑点即可。刮完颈胸椎部位，再刮颈椎两侧之百劳穴。咳嗽厉害可刮前胸，从人迎穴往下刮至膻中穴，再从胸骨向两侧刮，即由内向外刮。每次刮痧，根据病者体质情况，因人而异，先轻后重，刮痧一般以 15 分钟为宜。第二次刮痧，须等被刮出之红紫色消失或患处无痛感再进行。每次刮痧后，让病人喝杯热水，可加强新陈代谢，效果较好。

慢性支气管炎的生活调摄

本节强调生活中的注意事项，如适应四时气候、趋避寒温、起居规律、精神调摄、合理饮食和戒除不良的嗜好(烟酒、生冷等)。中医的养生之道可以归纳为：避风寒，慎起居，调饮食，畅情志。

预防感冒

反复发生的上呼吸道感染(感冒)是日后发生慢性支气

管炎的诱因之一。避免感冒,能有效地预防慢性支气管炎的发生或急性发作。感冒虽是日常生活中常见的疾病,但可以通过一些有效的方法来预防、减少感冒的发生。

注意保暖

中医认为肺外合皮毛,皮肤、黏膜上皮是机体内部和外界环境之间的屏障,构成重要的第一道防线。因此患有支气管炎者在天热出汗或者体表多汗时,不可贪凉突然减衣或对着冷风吹,会导致风寒束表,诱发支气管炎急性发作。应吹柔和之风,并随着四季温度的变化及时添衣保暖和逐渐减少衣物。

冷水浴面

每天洗脸时要用冷水,用手掬一捧水洗鼻孔,即用鼻孔轻轻吸入少许水(注意勿吸入过深以免呛着)再擤出,反复多次。冷水浴面最好从夏秋季开始,因为夏秋季的水温和体温比较接近,人们容易接受。身体弱的人,可适当加一些热水,以冷水不冰脸为宜。夏秋坚持了一段冷水浴面之后,如能在秋末冬初坚持下来,就能过渡到冬春。一年四季坚持用冷水浴面,适应对冷的刺激,可以增强上呼吸道的抵抗力,能够预防鼻炎、感冒和呼吸道传染病。

热水泡脚

脚底经脉丰富,肝、脾、肾及相应之腑经络均循经此处,寒邪侵袭，沿经上传，肺失宣肃，则易于外感。泡脚能祛寒邪，使肺气得宣，预防感冒。方法：每晚用较热的水泡脚15分钟，要注意泡脚时水量要没过脚面，泡后双脚要发红。

搓手

搓手对降低感冒的发病率大有功效。因为搓手可促进血液循环，疏通经脉，增强上呼吸道抵御感冒的免疫功能。

按摩鼻沟

古有记载，按摩可以防治疾病。方法：两手对搓，掌心热后按摩迎香穴（位于鼻沟内，横平鼻外缘中点）十余次，可以预防感冒及在感冒后减轻鼻塞症状。

适当运动

运动可使气机调畅，气血流通，提高抗病能力，减少疾病的发生，促进健康长寿。但锻炼的基本原则是：运动适度，因人而异，循序渐进，持之以恒，动静结合。选择适合自己年龄、身体状况的运动方式，如跑步、散步、打球、打太极拳、做操等，有助于增强身体素质，提高机体的御寒能力，防止感冒的发生。

起居调摄

健康的生活方式

良好的生活习惯有利于疾病的康复，有助于疾病的预防。下面根据四季特点介绍几种简单有效的日常生活方式。

经常采用腹式呼吸：呼吸是人类最重要的生命活动之一。人体呼吸方式主要分为胸式呼吸和腹式呼吸。现代人由于常坐办公室，缺少运动，许多人呼吸又浅又短，仅用胸式呼吸。腹式呼吸能保持呼吸道通畅，增强膈肌活动功能，增加肺活量，减少慢性支气管炎的发作，预防肺气肿、肺源性心脏病的发生。具体方法：用鼻深吸气时尽量使腹部隆起，胸部不动，把嘴鼓成口哨状，呼气时尽力呼出使腹部凹下。每天锻炼 2～3 次，每次 10～20 分钟。

四季的养生保健：中医学关于养生的理论和方法是极其丰富的，其中一个重要的原则就是“顺时养生”。古代养生家认为，春夏宜养阳，秋冬宜养阴。因此，春季应“夜卧早起，广步于庭，被发缓形，以使志生”；夏季应“夜卧早起，无厌于日，使志无怒，使华英成秀”；秋季应“早卧早起，与鸡俱兴，使志安宁，以缓秋刑”；冬季应“早卧晚起，必待日光，使志若伏若匿，若有私意，若有所得”。

春季气候反复，乍暖还寒，是呼吸系统疾病容易复发的季节，尤其是支气管炎更容易急性发作。根据气候的特点进行养生保健尤为重要。春季养生，重在顺应春天阳气升发、万物复苏的特点，注意保护阳气。要做到保护阳气，要从饮食、起居、精神和运动等方面进行养生。春属木，与肝相应。肝主疏泄，喜条达而恶抑郁。故春季养生，要戒怒，忌情绪波动，要保持心情舒畅、情绪愉悦。春季夜卧早起，广步于庭，做一些力所能及的锻炼，如饭后、睡前适当散步，消食化气，修养身心。但要留心，春天尤其在初春，要特别注意防风御寒，养阳敛阴，预防春温发生，适当“春捂”很必要，过早脱去冬衣，易受寒伤肺，引发呼吸系统疾病。春季正常睡眠尤为重要，应坚持“夜卧早起”，遵循天人相应，顺应一年四季气候变化的规律和特点，合理调整四季睡眠与养生，进而增强人体适应自然的能力，避免疾病发生。春季新陈代谢旺盛，饮食宜甘而温，富含营养，以健脾扶阳为主要原则，忌油腻生冷辛辣之食物。

夏季是万物生长最旺盛的季节，虽然气温较高，但仍需保护人体的阳气，夏季养生的关键在于保持人体阳气不致外泄过多。阳气是人的动力，随季节和日月的交替变化而产生一定的波动，夏季阳气旺盛且易外越，故凡有损于阳气的情况都应该避免，气候炎热而生机旺盛，此时是万物新陈代谢转变的时期，重视阴阳平衡，适宜调理脾胃是维持正常生理状态之根本。除此之外，夏季是支气管炎患者治疗的最佳时机。“冬病夏治”是中医学预防防治疾病中的特色疗法，是根据《素问·四气调神论》中“春夏养阳”的原则，结合夏季气温高，人体阳气旺盛，体表经络气血旺盛的特点，此时是祛散寒气、冬病夏治的最佳时机，通过适当地结合三伏贴疗法来调整人体的阴阳平衡，扶正祛邪，从而改善机体反应性，提高机体免疫力，增强人体正气，减少冬天发病次数，达到标本兼治的目的。冬病夏治的方法有针刺、艾灸、物理治疗、按摩以及内服温阳的中药和食物等。

秋季是万物成熟的季节。阳气渐收，阴气渐长，秋风清肃，气候干燥。《素问·四气调神大论》曰："秋三月，此谓容平。天气以急，地气以明，早卧早起，与鸡俱兴，使志安宁，以缓秋刑，收敛神气，使秋气平，无外其志，使肺气清，此秋气之应，养收之道也。逆之则伤肺。"因此，支气管炎患者应早睡早起，保持神志安宁，以缓和秋天肃杀之气对人体的影响。秋季是从夏季转向冬季的过渡季节，气温逐渐下降。俗话说"春捂秋冻"，即秋季厚衣服要晚些穿，多经受寒冷的刺激，从而增强机体抵抗力。秋季可进行一些调气宁神的功法锻炼，如早晨进行太极拳等运动使人体上、下之气贯通，以增加肺脏功能。肺为娇脏，最忌干燥，在药物治疗和食疗上，应常服滋阴润肺之品，以免除秋躁之气对人体的侵袭，使肺气得清，呼吸平和。多喝水是除"秋燥"之良方，但不能只喝白开水。最佳方法是"朝盐水，晚蜜汤"，即白天喝点盐水，晚上喝点蜜水。这既是补充水分的好方法，也是秋季养生、抗衰老的饮食良方。根据中医学理论，五脏之肺脏对应五色之白色。因此，秋季常吃白色食物(白萝卜、白菜、冬瓜、百合、银耳、莲藕等)可收到润肺之效果。过敏体质者在选择食物时应以温补气白色食物为主，如白莲、山药、百合等。在药膳调补中可加入诸如沙参、百合、麦冬、枸杞子等滋阴润燥之品。此外，秋燥季节还应避免食用辛辣食物，包括辣椒、花椒、桂皮、生姜、葱蒜和酒等，尤其是生姜。多食这些温性食品易伤阴，容易上火，加重秋燥对人体的伤害。古代医书记载："一年之内，秋不食姜；一日之内，夜不食姜”，即是此道理。

冬季是一年中最寒冷的季节，万物生机闭藏，自然界一切生物活动减少，新陈代谢减缓。古人利用这寒冷的时节进行身体养护，作为一整年四时养生的收尾之功并为明年的身体健康打下基础。《素问・四气调神大论》曰：“冬三月，此谓闭藏。水冰地坼，无扰乎阳，早卧晚起，必待日光，使志若伏若匿，若有私意，若已有得。”冬季是支气管炎高发期，此时，由于天气转凉，容易引起上呼吸道感染，因此，在这一季节里，不要扰动阳气，要早睡晚起，敛阳护阴。保持睡眠充足、作息规律、生活有度，尤其是老人，最好能坚持早睡、晚起，以太阳出来后起床为益，恰如《寿亲养老新书》所云：“唯早眠晚起，以避霜威”；且宜在午后或太阳升起后，多开展力所能及而可持久坚持的体育活动，可辅以吐纳之功。这不但能增强与人体免疫有关的肾气功能，提高抗病力，还因肾主纳气，能助肺呼吸，从而预防呼吸系统疾病。房屋内要保持温暖，空气流通。支气管炎患者要注意保暖，避免感冒，外出时要及时添衣、戴口罩，尤其要注意颈部的保暖，避免冷空气直接入气管。冬季可以说是人体进补的最佳时机，营养物质的吸收不仅迅速，且不会散失太快，因此进食的补物不仅能够贮藏体内，且能被最大化利用。适合冬令的补品很多，但须注意选用时应当依据自身情况对证施补，且最好能够坚持整个冬季。饮食上可适时食用萝卜、番薯、芹菜等粗纤维食品通降气机，达到食疗目的。还可视人体状况，多服羊肉或羊肉汤之品，以温健体魄，以御严寒。亦可辨证施治服用冬季膏方，在稳定病情、巩固疗效、改善体质、保护肺功能、减少病情反复等方面有较好疗效。

劳动保护，改善环境卫生

大气污染是支气管炎的病因之一。有害气体和毒物，如二氧化硫、二氧化氮、甲醛、粉尘等会使病情加重。家庭中的煤气、特殊气味、冷空气能诱发咳喘。花粉、螨虫、真菌等能引起支气管的特异性过敏反应。注意室内外的环境卫生有助于预防支气管炎的发作。

室内环境：厨房居室应注意通风或装置脱排油烟机，以保持室内空气新鲜。室内应保持环境的清洁卫生，及时清除污物，消灭过敏原。新装修的房屋以及新家具(包括地毯、床垫)存在化学刺激性气味，应通风散味后使用。尘螨是生活环境中常见的微小寄生虫，已经证实尘螨是一种重要的过敏性支气管炎的诱发因素。减少与尘螨的接触是一种非常有效的预防措施，具体方法：① 每隔 1～2 周用热水清洗一次床上用品；② 避免使用地毯；③ 尽量使用木制家具或皮革沙发，如使用布艺沙发，应勤洗涤；④ 经常保持室内通风良好；⑤ 在室内无法通风的情况下，可使用高效空气净化器驱除空气中的过敏原及微小的污染物；⑥ 尽量简化卧室的布置以方便除尘，卧室中不要过多摆放花草及书籍，勤打扫除尘；⑦ 家中避免摆放挂毯及其他容易堆积灰尘的东西；⑧ 将衣物放在衣柜内并关好柜门，不要长时间挂在室内而堆积灰尘；⑨ 因为尘螨喜欢生活在潮湿的环境中，所以居住南方地区室内要经常监测室内的湿度水平，通过使用空调将湿度指标控制在50%以下；⑩ 打扫卫生时要避免灰尘飞扬，减少吸入尘螨的概率。

室外环境：城市化造成大气污染，雾霾天气时，空气中悬浮大量尘粒和烟粒等有害物质。因为受到气压等气候条件的影响，城市中空气污染物不易扩散，加重了二氧化硫、一氧化碳、氮氧化物等物质的毒性，这些有害物一旦被人体吸入，就会刺激并破坏呼吸道黏膜，破坏呼吸道黏膜防御能力，对人体的呼吸系统造成损伤，诱发哮喘。因此雾霾天应尽量避免外出，外出时宜戴防护口罩，尽量避免晨练，缩短开窗通风的时间，尤其是避免早晚开窗通风。出门后进入室内，要及时洗脸、漱口、清理鼻腔，去掉身上所附带的污染残留物。洗脸时最好用温水，利于洗掉脸上的颗粒。清理鼻腔时可以用干净棉签蘸水反复清洗，或者反复用鼻子轻轻吸水，清除污染物。

工作环境：可通过一级预防来有效地避免职业性过敏性支气管炎的发生，某些职业的工作环境中的物质可以使气道致敏或刺激气道而诱发职业性过敏性支气管炎，如果能及时采取有效预防措施来避免，可以防止职业性哮喘的发生。研究表明具有特应性素质的患者如果长期暴露于工作环境中的某些高分子量变应原，其发生职业性哮喘的危险性可明显增加。和吸烟一样，一些特殊的职业可使特应性素质者发生哮喘的概率有所增加。因此通过适当的职业卫生措施来进行一级预防是非常重要的。

戒烟

吸烟是慢性支气管炎及慢性阻塞性肺气肿的主要病因，吸烟者慢性支气管炎的患病率为不吸烟者的2倍。香烟的烟雾中含有三千多种化学物质，其中尼古丁对健康的危害最为严重。如将一包香烟所含的尼古丁溶解，毒性将是非常剧烈的，饮下后足以致命。此外，随烟雾进入肺部支气管的焦油，会在易受感染的组织表面聚积，产生损害性的刺激作用，随之影响整个生理系统的正常功能。吸烟会引起呼吸道分泌物增加，反射性支气管痉挛，呼吸道黏膜上皮细胞纤毛运动降低，排痰困难。烟雾会使支气管上皮受损，导致肺呼吸道的防御能力降低，有利于病毒、细菌的生长繁殖，使慢性支气管炎进一步恶化。而且开始吸烟的年龄越小，吸烟的时间越长，吸烟量越大，发生慢性支气管炎的概率越多。而戒烟是预防支气管炎的关键，可延缓病情发展甚至使病情减轻。据美国癌症协会研究发现：戒烟8小时内，血液中的一氧化碳减少到正常水平，血液中含氧量亦增至正常水平。24小时内，心脏病发作概率减少。48小时内，神经末梢再度开始生长，嗅觉和味觉增强。72小时内，支气管不再痉挛，呼吸较为舒畅，肺活量增强。1～9个月内，咳嗽、鼻窦充血、疲劳、气喘等症状减轻。肺脏出现新的纤毛，增强肺脏处理黏液，保持自身清洁的能力。体力增强。5年内，一般水平的吸烟者的肺癌死亡率下降，即由1.37％的死亡率下降至0.72％，或接近于不吸烟的死亡率。10年内，癌前细胞被健康的细胞取而代之，许多癌症，如口腔癌、喉癌、食道癌、膀胱癌、肾癌等的发病率下降。

情志调摄

气管炎的病程迁延，易复发，且易并发阻塞性肺病。长期的咳嗽、咳痰使患者活动能力减退，参与社会活动减少，加上患者对长期病痛存在恐惧心理，对气温变化、冷空气刺激易引起疾病复发而担忧，产生悲观失望情绪，整天没精打采，严重影响生活质量。对于慢性支气管炎患者，在建立健康生活方式的同时，调节情志也非常重要。中医常说："七情致病最易伤气，造成气机逆乱，影响脏腑功能。郁怒伤肝，肝气上逆于肺，肺气不得肃降作喘。"就是告诉患者要保持积极乐观的态度，心胸开阔，避免情志不畅，同时家属要帮助患者消除负面情绪，应细心观察患者的心理变化，给予耐心细致的照顾，激励患者增强生存欲望，帮助其树立战胜疾病的信心，不急不躁，调畅情志，保持良好心态，从而积极配合治疗，争取早日康复。以下介绍几种具有中医特色的情志调摄方法。

五脏情志制约法

它是根据情志分属五脏，并与五脏之间存在五行制胜的原理，用互相制约、互相克制的情志，来转移和干扰原来对机体有害的情志，借以达到协调情志的目的。《素问·阴阳应象大论》曰："人有五脏化五气，以生喜怒悲忧恐"、"怒伤肝，悲胜怒”、“忧伤肺，喜胜忧”、“恐伤肾，思胜恐”。通过有目的的激发某种情志变化，来选择性的矫正太过情志所造成的气机紊乱，使即将破坏的身体功能恢复正常，以防患于未然。如“忧伤肺”之前，先是“愁忧者，气闭塞而不行”，因“喜胜忧”，故可以逗他开心，使他心情喜悦，“喜则气缓”，气机恢复平和，则可进一步防止伤肺。

阴阳情志制约法

它是根据情志分属五脏，并与五脏之间存在五行制胜的原理，用互相制约、互相克制的情志，来转移和干扰原来对机体有害的情志，借以达到协调情志的目的。《素问·阴阳应象大论》曰：“人有五脏化五气，以生喜怒悲忧恐”、“怒伤肝，悲胜怒”、“忧伤肺，喜胜忧”、“恐伤肾，思胜恐”。通过有目的的激发某种情志变化，来选择性的矫正太过情志所造成的气机紊乱，使即将破坏的身体功能恢复正常，以防患于未然。例如“忧伤肺”之前，先是“愁忧者，气闭塞而不行”，因“喜胜忧”，故可以逗患者开心，使他心情喜悦，“喜则气缓”，气机恢复平和，则可进一步防止伤肺。

移情易性法

移情，即排遣情思，改变内心情绪的指向性；易性，即改易心志，尽量排除内心杂念和抑郁，改变其不良情绪和习惯。“移情易性”是中医心理保健法的重要内容之一。“移情易性”的具体方法很多,可根据不同人的心理、环境和条件等,采取不同措施,进行灵活运用。《北史·崔光传》说:“取乐琴书,颐养神性”。《理瀹骈文》说:“七情之病者,看书解闷,听曲消愁,有胜于服药者矣”。《千金要方》亦说:“弹琴瑟,调心神,和性情,节嗜欲”。古人早就认识到琴棋书画具有影响人的情感,转移情志,陶冶性情的作用。实践证明,情绪不佳时,听听适宜的音乐,观赏一场幽默的相声或喜剧,苦闷顿消,精神振奋。可见,移情易性并不是压抑情感。如对愤怒者,要疏散其怒气;对悲痛者,要使其脱离产生悲痛的环境与气氛;对屈辱者,要增强其自尊心;对痴情者,要冲淡其思念的缠绵;对有迷信观念者,要用科学知识消除其愚昧的偏见等。

运动移情法

运动不仅可以增强生命的活力,而且能改善不良情绪,使人精神愉快。因为运动可以有效地把不良情绪的能量发散出去,调整机体平衡。当自己的情绪苦闷、烦恼,或情绪激动与别人争吵时,最好的方法是转移一下注意力,去参加体育锻炼,如打球、散步、爬山等活动;也可采用传统的运动健身法,如太极拳、太极剑、导引保健功等。传统的体育运动锻炼主张动中有静,静中有动,动静结合,因而能使形神舒畅,松静自然,心神安合,达到阴阳协调平衡。且有一种浩然之气充满天地之间之感,一切不良情绪随之而消。此外,还可以参加适当的体力劳动,用肌肉的紧张去消除精神的紧张。在劳动中付出辛勤的汗水，促进血液循环，活跃生命功能，使人心情愉快，精神饱满。

疏理开导法

疏理开导法是针对患者存在的心理情感问题，利用劝说、安慰、指导等形式以疏泄情绪、减轻或消除患者紧张、焦虑等心理障碍，从而促进其智能、行为异常的改善。《灵枢·师传》曰："人之性，莫不恶死而乐生。告之以其败，语之以其善，导之以其所便，开之以其所苦，虽有无道之人，恶有不听者乎？"针对患者表现的不同心理特征，分别采用相应的疏导方法，如对抑郁寡欢者，应予鼓励法；而对急躁易怒者，则应用安慰法，以使其情绪保持稳定。

辨证施护

风寒夹痰证

因感冒风寒而引起咳嗽，气喘，痰白清稀或伴有恶寒发热，鼻塞流涕，头身酸痛，舌苔薄白，脉浮紧或弦滑。属寒证，一般是肺功能不全合并上呼吸道感染，护理上要给予按时测量体温，如用发汗解表药时，嘱患者饮热粥，稍加衣被，以助汗出，以遍身微汗出为佳，防止汗出过度。汗出要用干毛巾擦去，汗退热降后更换衣服，注意不要吹风和擦浴，应卧床休息，适当保持室内温度。

风热夹痰证

由于感受风热之邪或风寒化热，引起咳嗽喘满、痰黄、身热、口渴、苔黄、脉弦滑数。属于实热证，是属肺部感染，护理上嘱患者卧床休息，除做好发热患者的一般护理外，还要加强口腔、皮肤护理，注意保持呼吸道通畅，排痰困难者可给化痰消炎药雾化吸入，帮助患者变动体位、拍背等，以助痰排出。若是体弱实在无力咳出痰液者可用吸痰器吸痰。

痰浊壅肺证

因脾肺虚，痰浊内生，上逆于肺，临床出现痰多、质多黏、气短、神疲乏力、舌质淡、苔薄腻或浊腻、脉滑。根据病因病机以肺脾气虚为本，痰浊壅肺为标，痰浊壅肺致气道阻塞，造成唇甲紫绀、喘促，甚至喘脱等危症。故护理上就以保持气道通畅为主，除定时予患者温服三子养心汤、苏子降气汤等化痰平喘药物外，要鼓励患者多自行咳嗽，若神志昏迷，不省人事者，应将头偏侧向一边，必要时吸痰或用生理盐水加消炎药雾化吸入。此类患者痰浊中阻，痰多，纳差，饮食以清淡为宜，以稀粥等为主食。多食新鲜蔬菜及富营养易消化之品，达到五谷养病之目的。

肺肾气虚证

此乃肺肾两虚，不能主气、纳气，故呼吸浅短，声低气怯，张口抬肩，不能平卧，为寒饮伏肺，咳痰白如沫，咯吐不利，舌淡或黯紫，脉沉细数无力。以本虚为主。护理上应让患者静息，因动则气耗，使肺肾更虚，饮食宜清补之品。肺肾气虚者因卫外不固，易感外邪，故起居应有规律，平素宜避风寒，气候变化时多穿衣保暖。

阳虚水冷证

此证常见于肺脾肾阳气衰微，气不化水，水邪泛滥所致，病者常有水肿、尿少、畏寒怕冷、咳喘、心悸、吐清稀痰、舌暗、舌胖、苔白滑、脉沉细。饮食以低盐为主，避免食寒凉生冷。应注意保暖避风寒，注意观察水肿转归及尿量，准确记录24小时出入量，饮水和补液量需根据小便量多少而定，补液速度不宜过快，每分钟不超过30滴，定时翻身，多变动体位，注意气候寒温变化，防止感受外邪。

第三章
不同体质气管炎患者的中医养生指导

气管炎患者常见的中医体质类型特点

体质从某一个侧面体现了人体正气的盛衰，决定人体抗病能力的强弱。体质决定了疾病及证候。根据王琦教授提出的9种体质的评价标准，以及疾病特有的证候，能够正确判断不同体质气管炎患者的临床表现。在九种体质中，气虚质、阳虚质、阴虚质、痰湿质和湿热质者较易发生气管炎，现分述如下。

气虚质

气虚质人群主要有以下几个方面的特征：

[形成原因] 先天不足，食凉饮冷，年老阳衰，滥用凉药。

[总体特征] 元气不足，以疲乏、气短、自汗等气虚表现为主要特征。

[形体特征] 肌肉松软不实。

［常见表现］咳嗽声低无力，气短懒言，痰多清稀，精神疲惫、身倦乏力，动则易出汗，易于感冒，畏风，面色偏黄或白，目光少神，口淡食少，唇色少华，毛发不华，头晕，健忘，大便正常，或有便秘但不结硬，或大便不成形，便后仍觉未尽，小便正常或偏多，舌淡苔白，脉弱。

［心理特征］性格内向，不喜冒险。

［发病倾向］易患感冒、内脏下垂等病；病后康复缓慢。

［对外界环境适应能力］不耐受风、寒、暑、湿邪。

气虚主要是元气虚弱，由于元气的功能低下，五脏六腑以及各个脏腑之气功能也随之低下，总体功能就不能够正常发挥。气虚体质是一个人长期“气”不足的状态，反映在脏腑功能的方面，主要是肺脏和脾脏功能较弱。

肺气虚的表现：肺主皮毛，所以肺气虚的人对内外环境的适应能力差。冬天特别怕能，夏天特别怕热；冬天容易冻寒，夏天容易中暑。

脾气虚的表现：吃东西很少，胃口不是很好，吃完以后肚子胀，大便困难、不成形。因为脾胃功能弱，所以气血化元不足，从而呈现面色发黄，口唇色淡症状。脾主肌肉，主四肢，脾虚的人肌肉松软无力，四肢无力，乳房下垂，臀部下沉。会经常头晕，基础血压偏低。

阳虚质

阳虚质人群主要有以下几个方面的特征：

[形成原因] 先天不足，食凉饮冷，年老阳衰，滥用凉药。

[总体特征] 阳气不足，以畏寒怕冷、手足不温等虚寒表现为主要特征。

[形体特征] 肌肉松软不实。

[常见表现] 咳吐涎沫，质清而量多，短气息微，自汗，面色淡白无华，肌肉不壮，口淡不渴，形寒喜暖，四肢欠温，不耐寒冷，精神不振，大便易溏，小便清长，舌淡胖嫩，苔滑，脉沉迟无力。

[心理特征] 性格多沉静、内向。

[发病倾向] 易患痰饮、肿胀、泄泻等病；感邪易从寒化。

[对外界环境适应能力] 耐夏不耐冬；易感风、寒、湿邪。

阳虚质人群除了咳嗽咳痰的主症外同时还可因各脏的相应病变而见不同症状，以心、脾、肾阳虚为常见。

心阳虚的表现：心悸或怔忡，动则尤甚，伴见心胸憋闷，疼痛，气短，自汗，形寒肢冷，面色皖白或面唇青紫，舌质淡胖，苔白滑，脉弱或结代。

脾阳虚的表现：腹胀纳少，腹痛绵绵，喜温喜按，形寒肢冷，大便溏薄清稀。或肢体困重，或肢体浮肿，小便不利，或见白带多质稀，舌淡胖，苔白滑，脉沉迟无力。

胃阳虚的表现：胃脘冷痛，绵绵不已，时发时止，喜温喜按，食后缓解，泛吐清水或夹有不消化食物，食少脘痞，口淡不渴，倦怠乏力，畏寒肢冷，舌淡胖嫩，脉沉迟无力。

肾阳虚的表现：以腰膝酸软、畏寒怕冷、精神不振、舌淡胖苔白、脉沉弱无力为主。可兼见男子阳痿早泄，妇女宫寒不孕；面色白或黧黑无泽，头目眩晕；小便频数、清长，夜尿多；或大便久泻不止，完谷不化，五更泄泻；或浮肿，腰以下为甚，下肢为甚；或心悸，咳喘等症。

阴虚质

阴虚质人群主要有以下几个方面的特征：

［**形成原因**］先天不足，积劳伤阴，纵欲耗精，过食辛燥。

［**总体特征**］阴液亏少，以口燥咽干、手足心热等虚热表现为主要特征。

［**形体特征**］体形偏瘦。

［**常见表现**］干咳少痰，或痰少而黏，不易咳出，口燥咽干喜饮，形体消瘦，两颧发红，五心烦热，午后潮热，遗精盗汗，或痰中带血，声音嘶哑，大便干燥，睡眠差，舌红少苔，脉细数。

［**心理特征**］性情急躁，外向好动，活泼。

［**发病倾向**］易患虚劳、失精、不寐等病；感邪易从热化。

［**对外界环境适应能力**］耐冬不耐夏；不耐受暑、热、

燥邪。

具体说来，阴虚质主要有以下两方面的表现：

第一种表现：为体内营养物质（阴液）不足，对全身的滋养功能减退而表现出“干燥”的特征。例如，头晕目眩，形体消瘦，头发、皮肤干枯起皱，面色晦暗，或出现较多色素斑，口干，咽喉干燥疼痛，或长期干咳，两目干涩，视力减退较快，腰酸腿软，耳鸣，健忘，尿少，便秘，舌干红、少苔，甚至光滑无苔，或口腔溃疡反复发作等。

第二种表现：出现虚热和机能亢奋的症状。这是由于阴虚体质的新陈代谢过快，耗氧量及产热量增加，人体处于持续亢奋状态所致。例如，劳累后手足心发热，下午或傍晚有低热，面部容易升火，两颧潮红，情绪急躁，精神疲倦但难以入眠，或睡眠中出汗较多，心慌，脉搏细数；男子性欲亢进，或频繁遗精，妇女月经量反而增多等。

痰湿质

痰湿质人群主要有以下几个方面的特征：

［形成原因］ 先天禀赋，过食肥甘，情志失调，过度安逸。

［总体特征］ 痰湿凝聚，以形体肥胖、腹部肥满、口黏苔腻等痰湿表现为主要特征。

［形体特征］ 形体肥胖，腹部肥满松软。

[常见表现] 咳嗽反复发作，咳声重浊，痰多，因痰而嗽，痰出咳平，痰黏腻或稠厚成块，色白或带灰色，每于早晨或食后则咳甚痰多，进甘甜油腻食物加重，形体肥胖，腹部肥满松软，面部皮肤油脂较多，胸闷脘痞，呕恶食少，易体倦，大便时溏，舌体胖大，舌苔白腻，脉象濡滑。

[心理特征] 性格偏温和、稳重，多善于忍耐。

[发病倾向] 易患消渴、中风、胸痹等病。

[对外界环境适应能力] 对梅雨季节及湿重环境适应能力差。

痰湿质多由饮食不当或疾病困扰而导致。这里的“痰”并非只指一般概念中的痰，而是指人体津液的异常积留，是病理性的产物。“湿”分为内湿和外湿，外湿指空气潮湿、环境潮湿，如淋雨、居处潮湿等，湿性重浊，阻碍气血运行；内湿是指中焦脾胃运作失宜，水液代谢失司，以致津液停聚，或因饮食不节，或因饮酒、乳酪、生冷饮料，而使脾胃受损，内湿蕴结，酿生痰浊。

湿热质

湿热质人群主要有以下几个方面的特征：

[形成原因] 先天禀赋，久居湿热之地，喜食肥甘辛辣，长期饮酒，滥用补品。

[总体特征] 湿热内蕴，以面垢油光、口苦、苔黄腻等表

现为主要特征。

[**形体特征**] 形体中等或偏瘦。

[**常见表现**] 咳声重浊、有痰，或干咳无痰或痰黏难出，有的表现为痉挛性咳嗽，可为阵咳、频咳，有的表现为晨咳，但也有的表现为昼夜均咳，可见形体偏胖或消瘦，面垢油光，多有痤疮粉刺，胸闷脘痞，咽喉不爽，或痛或痒，咽痒则咳，口干口苦不欲饮、小便赤短，大便燥结或黏滞，阴囊湿疹，带下增多、眼睛红赤、心烦懈怠、身重困倦、纳呆、午后身热。也有无兼夹症状者，只表现为慢性咳嗽。舌质红，苔白厚腻或黄腻，脉象多见滑数。

[**心理特征**] 性格多变，易烦恼，容易心烦急躁。

[**发病倾向**] 易感皮肤、泌尿生殖、肝胆系统一类的疾病，如皮肤湿疹、疮疖、口疮、黄疸等。

[**对外界环境适应能力**] 对夏末秋初湿热气候，湿重或气温偏高环境较难适应。

导致湿热的因素有很多，除了先天禀赋遗传因素之外，饮食过于肥甘厚味、嗜好烟酒、过食生冷、不喜运动、情绪抑郁、长期居住于潮湿的环境或空调房、淋雨涉水等，均可导致湿热内蕴。中医学认为湿浊是一种侵害人体的邪气，有内湿和外湿之分。内湿是由于脾功能失调，不能正常运化和输布身体的津液二导致“水湿内停”产生的。外湿则是由于长期生活在潮湿的气候环境中，或者居住的环境太潮湿，或者淋雨涉水感受了湿邪，并侵入人体。感受湿邪日久化热，从而形成湿热体质。

气虚质气管炎患者的中医养生指导

气虚体质应重点补气养气，因肺主气，脾生气，肾藏元气，故培补肺、脾、肾之气为首务。注意保暖，不要劳汗当风，防治外邪侵袭。不可过于劳作，以免更伤正气。平时应常去旅游，以使心胸愉快，从而排除多愁善感的抑郁状态。

膳食调养

食疗

气虚质者可选用具有健脾益气作用的食物，如小米、粳米、糯米、扁豆、黄豆、番薯、牛肉、兔肉、猪肚、鸡肉、鸡蛋、鲢鱼、鲨鱼、刀鱼、黄鱼、比目鱼、菜花、胡萝卜、香菇、豆腐、马铃薯、大枣、桂圆、蜂蜜等。少食槟榔、生萝卜等耗气之品。由于气虚者多有脾胃虚弱，因此饮食不宜过于滋腻，应选择营养丰富而且易于消化的食品。忌性寒凉、苦的食物，如田螺、苦瓜、荸荠等。

药膳

气虚质气管炎患者的药膳以培补元气，补气健脾为主，选用具有健脾益气、营养丰富且易于消化的食品，不可食用过于黏腻或难以消化的食物。

栗子瘦肉汤

[材料] 鲜栗子肉250克，瘦猪肉200克。

[制作] 将猪肉洗净、切块，与栗子肉一同放入锅内，加水适量煮汤，煮至猪肉、栗子肉熟，加入食盐、味精即成。喝汤吃猪肉、栗子肉，随意食用。

[功效] 健脾开胃，补气养血。

党参黄芪炖鸡

[材料] 母鸡1只，党参50克，黄芪50克，大枣50克。

[制作] 将母鸡下沸水锅中焯去血水、洗净；将大枣洗净、去核；将党参、黄芪用清水洗净、切断。将鸡放入锅内，加适量水，放入党参、黄芪、大枣、食盐、姜片，煮至鸡肉熟烂即成，喝汤吃鸡肉。

[功效] 健脾养胃，补气养血。

山药粥

[材料] 山药30克，粳米180克。

[制作] 将山药、粳米一起入锅加清水适量煮粥，煮熟即成。可在每日晚饭时食用。

[功效] 健脾补肺，固肾益精。

茯苓大枣粥

[材料] 茯苓粉100克，大枣30克，粳米150克。

[制作] 将粳米淘洗干净，大枣去核，与茯苓粉一同放入锅内，加水适量，用武火煮沸后，改用文火煮至米烂粥稠。每日早、晚各食一次。

[功效] 健脾补中，利水渗湿。

黄芪百合粥

[材料] 黄芪、百合各20克，白术50克，粳米150克。

[制作] 将黄芪、百合、白术洗净，放入锅中，加清水适量，用文火煎煮约30分钟，滤取药液。将粳米淘洗干净，放入锅中，加入药液，煮至粳米烂熟即成。每日早、晚各食一次。

[功效] 益气健脾，补肺润燥。

二子黄芪猪肺汤

[材料] 诃子、五味子、黄芪各30克，猪肺200克。

[制作] 猪肺洗净、切块，加适量水，放入诃子、五味子、黄芪共煎，加生姜、盐调味，至猪肺熟烂，食肉饮汤。

[功效] 补肺益气，止咳化痰。

莲枣糯米粥

[材料] 莲子、淮山药、大枣各50克，糯米100克。

[制作] 莲子洗净、去芯，淮山药洗净后去皮、切片，大枣浸泡后去核、清洗，与糯米一同煮粥，粥熟后加入适量红糖即可。

[功效] 健脾养胃，固肾益精。

党参山药养肺汤

[材料] 羊肺1副，党参30克，山药30克，杏仁20克。

[制作] 羊肺洗净、切块，党参、山药、杏仁水泡、去皮。将所有材料放入锅内，煮沸后放入葱、姜、盐调味，待羊肺熟烂后，分次服完。

[功效] 补肺益气，止咳化痰。

药茶

调理气虚质气管炎，可以喝一些补气的茶饮，如黑茶、人参茶、款冬花茶、黄芪茶、白术茶、山药茶等。少喝一些花茶和凉茶，这样才是对身体最好的选择，才能够更好的保养身体健康。

黄芪茶

[材料] 生黄芪 50 克，大枣 10 枚。

[制作] 生黄芪、大枣加开水煎煮 30 分钟后温服，可反复煎泡代茶饮用。

[功效] 补气健脾，养胃和中。

四君子茶

[材料] 生晒参 3 克，白术 3 克，茯苓 3 克，甘草 3 克，花茶 3 克。

[制作] 前四味的煎煮取汁 350 毫升，冲泡花茶饮用，冲饮至味淡。

[功效] 补气健脾，利水渗湿。

党参茶

[材料] 党参 10 克，花茶 3 克。

[制作] 将党参、花茶用 300 毫升开水冲泡饮用，冲饮至味淡。

[功效] 补中益气，健脾益肺。

独参茶

[材料] 生晒参 3 克。

[制作] 将生晒参切成薄片，每次取 3 克左右，放入保

温杯中，冲入沸水，加盖闷半小时左右，代茶饮用。可反复冲泡，直至参茶无味，最后还可嚼服参渣。

[功效] 补益脾肺，生津止渴。

红参茶

[材料] 红参10克，花茶3克。

[制作] 将红参、花茶用300毫升开水泡茶饮用，或用人参的煎煮液泡花茶饮用。

[功效] 益气摄血，复脉固脱。

中药调养

药物上脾气虚，可选四君子汤或参苓白术散；肺气虚，宜选补肺汤；肾气虚，多服肾气丸。常用药为党参、白术、茯苓、甘草、黄芪、陈皮、大枣等药物。党参、黄芪、甘草为“气药”，是调治气虚质的主药，由于“气之根在肾”，因此，可酌加菟丝子、五味子、枸杞子等益肾填精；再参以紫河车、燕窝等血肉有情之品，充养身中形质，气味同补。偏肺气虚者，常反复出现咳嗽、哮喘等病变，即所谓肌肉不坚固，腠理疏松，则善病风。因此，其调体应与治病并举，方取玉屏风散而重用黄芪。由于肺主卫气，因此调治气虚质之偏肺气虚，不可忽视与益脾气之党参、白术和益肾气之淫羊藿、熟地的配伍。

人参

[性味归经] 性微温，味甘、微苦。归肺经、脾经。

[功效] 大补元气，健脾益肺，生津止渴，安神益智。

［用法用量］ 煎汤，3～10 克；大剂量 10～30 克，宜另煎兑入。

［使用注意］ 吉林红参性温，适用于气弱阳虚者，阴虚火旺者不宜使用，可改用西洋参或种洋参，并配合其他滋阴降火之剂。实证、热证而正气不虚者忌服。忌与藜芦、五灵脂、皂荚同用。服用人参时忌喝浓茶与食萝卜，以免影响药力。

党参

［性味归经］ 性平，味甘、微酸。归脾经、肺经。

［功效］ 补中益气，健脾益肺。

［用法用量］ 内服：煎汤，6～15 克；或熬膏，或入丸、散。生津、养血宜生用；补脾益肺宜炙用。

［使用注意］ 不宜与藜芦同用。气滞、肝火盛者忌用；邪盛而正不虚者不宜。

甘草

［性味归经］ 性平，味甘。归心经、肺经、脾经、胃经。

［功效］ 补脾益气，清热解毒，祛痰止咳，缓急止痛，调和诸药。

［用法用量］ 内服：煎汤，1.5～9 克；或入丸、散。外用：研末掺或煎水洗。

［使用注意］ 不宜与京大戟、芫花、甘遂同用。实证中满腹胀忌服。

黄芪

［性味归经］ 性温，味甘。归肺经、脾经。

[功效] 补气固表,利尿托毒,排脓,敛疮生肌。

[用法用量] 煎服,10～15 克。益气补中宜炙用;其他方面多生用。

[使用注意] 表实邪盛、气滞湿阻、食积停滞、痈疽初起或溃后热毒尚盛等实证,以及阴虚阳亢者,均须禁服。

大枣

[性味归经] 性温,味甘。归脾经、胃经。

[功效] 补脾和胃,益气生津,调营卫,解药毒。

[用法用量] 内服:煎汤,9～18 克;或捣烂作丸。外用:煎水洗或烧存性研末调敷。

[使用注意] 凡有湿痰、积滞,齿病、虫病者,均不可用。

穴位按压

气虚质气管炎患者可选择足三里、关元、气海等穴进行自我保健按摩,足三里的定位、取穴要点等详见前文。

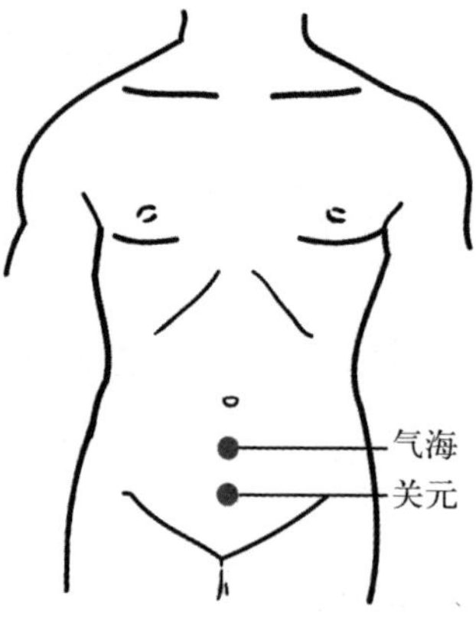

关元

[定位] 在下腹部,前正中线上,当脐下 3 寸。

[取穴要点] 取穴时,可采用仰卧的姿势,从肚脐到耻骨上方画一线,将此线五等分,从肚脐往下五分之三处,即是此穴。

气海

[**定位**] 在下腹部，前正中线上，当脐中下 1.5 寸。

[**取穴要点**] 脐中至耻骨联合上缘为 5 寸。

阳虚质气管炎患者的中医养生指导

阳虚体质阳气是生命之本，要重视强壮体内的阳气。首先重视精神的调养，俗话说药补不如食补，食补不如神补。心情愉快，精神舒畅，有助阳气振奋。要善于调节自己的情绪，多听音乐，多交朋友。平时注意保暖，应夏不露宿室外，眠不直吹电扇及空调，冬天避免在大风、大雪及空气污染的环境中锻炼。

膳食调养

食疗

阳虚质者宜适当多吃一些温阳、壮阳的食物，以温补脾肾阳气为主。常用的补阳的食物可选用猪脊骨、羊肉、猪肚、鸡肉、带鱼、狗肉、麻雀肉、鹿肉、黄鳝、虾(龙虾、对虾、青虾、河虾等)、刀豆、核桃、苹果、栗子、橄榄、韭菜、茴香等，这些食物可补五脏，添髓，强壮体质。阳虚质平时应少食生冷黏腻之品，即使在盛夏也不要过食寒凉之品。

药膳

珠玉八宝粥

[材料] 淮山药、薏米、核桃仁、枸杞、松仁、桑葚、莲米各10克,大枣5枚,粳米500克。

[制作] 将淮山药、薏米、松仁、桑葚碾成细末,拌匀,备用。将粳米、莲米淘洗干净,与大枣、枸杞、核桃仁一同放入锅内,加水煮粥,待粥煮至浓稠时,加入药粉,再煮10分钟即成。每日一剂,早、晚各食一次。

[功效] 温补脾肾,止咳定喘。

核桃猪腰

[材料] 猪腰1对,核桃仁70克,鸡蛋清2个。

[制作] 将猪腰剖开,除去白色筋膜后洗净,切十字花刀后再切成小块;猪腰用料酒、精盐、姜、葱拌匀入味;干淀粉用蛋清调成糊待用。锅烧热后倒入植物油,将核桃仁炸香取出,腰花裹上蛋清淀粉糊下锅,炸成浅黄色捞出,撒上核桃仁,淋上麻油装盘即成。

[功效] 温肾助阳,益精平喘。

附片炖狗肉

[材料] 熟附片30克,生姜100克,狗肉500～1 000克。

[制作] 先将狗肉洗净、切块,再用蒜头、花生油起锅,放入狗肉、附片、姜片,加水适量,先用武火煮开,放入葱、姜、盐调味,后用文火煮至狗肉熟烂后,分次服完。

[功效] 温中祛寒,益肾平喘。

二仙羊肉汤

[**材料**] 仙茅15克,仙灵脾15克,覆盆子10克,金樱子15克,羊肉250克。

[**制作**] 取羊肉洗净,切成丁,将仙茅、仙灵脾、覆盆子、金樱子用纱布包扎与羊肉入锅,加水适量,煎煮至羊肉熟烂,捞出药包,放入盐、味精等调料,吃肉喝汤。

[**功效**] 温肾祛寒,调补冲任。

胡桃仁虫草枸杞子炖肉

[**材料**] 胡桃仁20克,冬虫夏草10克,枸杞30克,瘦猪肉150克。

[**制作**] 将瘦猪肉切块,开水焯一下,放入锅内,加虫草、枸杞、胡桃仁及调味品,急火煮沸,慢火炖煮,至肉烂汤浓为止,肉、药、汤俱服。

[**功效**] 益气补肾,纳气定喘。

补肺止咳汤

[**材料**] 猪肾2个,黑豆150克,陈皮3克,大枣4枚,生姜15克。

[**制作**] 猪肾下沸水锅中焯去血水、洗净。将所有材料加水适量,先用武火煮开,放入葱、姜、盐调味,后用文火煮至猪肾烂熟。饮汤吃肉,分次服完。

[**功效**] 温肾助阳,养血生精。

补骨脂炖鸡汤

[**材料**] 母鸡1只,补骨脂50克。

[**制作**] 母鸡洗净后切块,与补骨脂一起放入锅中,先

用武火煮开，放入葱、姜、盐调味，后用文火煮至母鸡烂熟。饮汤吃肉，分次服完。

[功效] 温肾助阳，养血益精。

补骨脂胡桃膏

[材料] 补骨脂 50 克，金橘饼 100 克，红糖 100 克，胡桃肉 500 克。

[制作] 补骨脂、金橘饼、红糖加水适量，小火熬至膏状，拌入捣烂的胡桃肉，每日早、晚各服 2～3 匙。

[功效] 温肾助阳，止咳平喘。

药茶

可饮仙杞茶、鸡蛋姜糖饮、杜仲茶、三花补阳茶、核桃蜜茶等具有温热功能的茶饮，忌饮冰镇啤酒、冰镇饮料等。

仙杞茶

[材料] 淫羊藿 6 克，枸杞子 9 克。

[制作] 淫羊藿、枸杞子用 300 毫升开水冲泡饮用。

[功效] 补肾温肺。

杜仲茶

[材料] 杜仲叶 12 克，红茶 3 克。

[制作] 将杜仲叶切碎，与茶叶一同入茶杯内用沸水冲泡 10 分钟，即可饮服。

[功效] 补肾温肺。

鸡蛋姜糖饮

[材料] 鸡蛋 1 枚，红糖 50 克，生姜汁 30 毫升。

[制作] 鸡蛋打破、搅匀。红糖加水250毫升煮沸，冲入鸡蛋液，并调入生姜汁即成。每日早、晚各服1次。

[功效] 温中祛寒。

中药调养

补肾温阳，益火之源。常用方为金匮肾气丸以及右归丸、斑龙丸、还少丹等，药物可选用补肾温阳祛寒之品，常用药物有熟地、山药、山茱萸、枸杞子、菟丝子、杜仲、鹿角胶、鹿茸、海狗肾、蛤蚧、冬虫夏草、附子、肉桂等。温壮元阳药物，实有温阳与补火之别，附子、肉桂辛热补火，犹如夏日之烈；巴戟天、淫羊藿、仙茅、肉苁蓉、胡桃、续断、补骨脂温阳，犹如春日之暖；也有比拟说，温阳如炉灰埋炭，欲其缓缓取暖；补火如炽炭于盆，欲其大加温热。

中成药有参茸丸、金匮肾气丸、龟鹿二仙膏、右归丸、壮腰健肾丸、壮骨关节丸等。用于改善体质时可以减量服用。体质明显偏颇时，可以连续吃几天。

蛤蚧

[性味归经] 性平，味咸。归肺经、肾经。

[功效] 补肺益肾，纳气定喘，助阳益精。

[用法用量] 内服：煎汤，3～6克；多入丸、散或酒剂。

[使用注意] 外感风寒喘嗽者忌服。

附子

[性味归经] 性大热，味辛、甘，有毒。归心经、肾经、脾经。

[功效] 回阳救逆,补火助阳,逐风寒湿邪。

[用法用量] 内服:煎汤,3～9 克;或入丸,散。外用:研末调敷。

[使用注意] 阴虚阳盛、真热假寒者及孕妇均禁服。不宜与半夏、瓜蒌、天花粉、贝母、白蔹、白及同用。

肉桂

[性味归经] 性热,味辛、甘。入肾经、脾经,膀胱经。

[功效] 补元阳,暖脾胃,除积冷,通血脉。

[用法用量] 内服:煎汤,2～5 克,不宜久煎;研末,0.5～1.5 克;或入丸剂。外用:研末调敷;浸酒涂擦。

[使用注意] 阴虚火旺、里有实热、血热妄行出血者及孕妇均禁服。畏赤石脂。

巴戟天

[性味归经] 性温,味辛、甘。入肝经、肾经。

[功效] 补肾阳,壮筋骨,祛风湿。

[用法用量] 内服:熬汤,4.5～9 克;或入丸、散,或浸酒,或熬膏。

[使用注意] 阴虚火旺者忌服。

仙灵脾

[性味归经] 性温,味辛、甘。入肝经、肾经。

[功效] 补肾壮阳,祛风除湿。

[用法用量] 内服:煎汤,3～9 克;或入丸、散,或浸酒,或熬膏。外用:煎水洗。

[使用注意] 阴虚而相火易动者忌服。

穴位按压

阳虚体质的经络养生以任脉、督脉、背部膀胱经为主。任脉、督脉分别位于躯干的前后正中线。任脉肚脐以下的神阙、气海、关元、中极这 4 个穴位有很好的温阳作用，可以在“三伏天”或者“三九天”，尤其在阴历月末的晦日（晦日是指阴历每月的最后一天，即大月三十日、小月二十九日），就是最热或最冷的时候，选择 1～2 个穴位用艾条温灸，每次灸到皮肤发红热烫，但是又能忍受为度。使用热敷或者神灯、频谱仪照射也可以。如果有胃寒，可以用肚脐以上的中脘（属任脉），方法如上。督脉常用艾灸百会、命门。三伏天肺俞、脾俞、膈俞穴位帖服。

气海、关元的定位、取穴要点等详见前文。

神阙

[定位] 在脐中部，脐中央。

[取穴要点] 该穴位于人体的腹中部，脐中央。

中极

[定位] 体前正中线，脐下 4 寸。

[取穴要点] 取穴时，可采用仰卧的姿势。将耻骨和肚脐连线五等分，由下向上 1/5 处即为该穴。

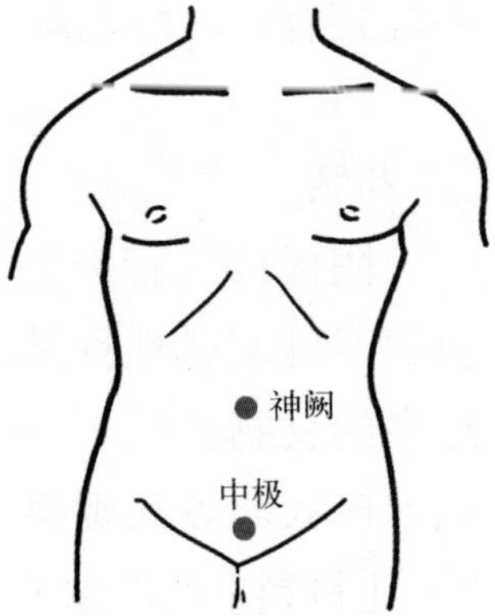

阴虚质气管炎患者的中医养生指导

保持心情舒畅，心平气和，思想娴静。生活起居规律，睡眠时间充足、质量好。居住环境宜安静，“阴虚则热”，应注重养阴降火，滋补肝肾。

膳食调养

食疗

阴虚质者应该多食一些滋补肾阴的食物，以滋阴潜阳为法。常选择的食物如芝麻、糯米、绿豆、黑豆、乌贼、龟、鳖、海参、鲍鱼、螃蟹、牛奶、牡蛎、蛤蜊、海蜇、鸭肉、猪皮、猪蹄、鹅肉、鸡蛋、蜂蜜、豆腐、甘蔗、桃子、燕窝、银耳、蔬菜、梨等。这些食品性味多甘寒性凉，皆有滋阴的功效。也可适当配合补阴药膳有针对性地调养。阴虚火旺之人，应少吃辛辣之品。

药膳

阴虚质气管炎患者宜选用滋补肾阴，壮水之主的食材。慎食辛辣刺激性食品、煎炒的食物及脂肪、碳水化合物含量过高的食物。

阿胶北杏炖雪梨

［**材料**］西洋参 5 克，北杏 10 克，雪梨 1 个，冰糖 30 克，

阿胶10克。

[**制作**]将西洋参、北杏、雪梨、冰糖放入炖盅内，加水半碗，隔水炖1小时后加入阿胶烊化，吃梨喝汤。

[**功效**]养阴润肺，止咳化痰。

冰糖银耳炖雪梨

[**材料**]雪梨1个，银耳2朵，冰糖6块。

[**制作**]银耳用冷水泡软，洗干净，去硬蒂，撕小块；把银耳、冰糖加水放入锅中，大火煮开后转小火炖50分钟，银耳软化浓稠即可；雪梨去皮，切成小块，加入银耳汤中，小火煮30分钟即可。

[**功效**]润肺止咳。

川麦冬花雪梨膏

[**材料**]川贝母、百合、款冬花各15克，麦门冬25克，雪梨1000克，蔗糖适量。

[**制作**]将雪梨榨汁备用，梨渣同川贝母、百合、款冬花、麦门冬水煎2次，合并药液，兑入雪梨汁，文火浓缩后加入蔗糖，煮沸即成。每次取15克，每日2次，温开水冲饮或调入稀粥中服食。

[**功效**]养阴润燥，止咳化痰。

百合杏仁粥

[**材料**]百合50克，杏仁10克，粳米50克。

[**制作**]粳米煮粥，煮沸片刻后加入百合、杏仁同煮，小火熬至粥成，加糖调味服食。

[**功效**]养阴润燥，止咳化痰。

杏仁炖雪梨

[材料] 甜杏仁15克，雪梨1只，冰糖20克。

[制作] 取甜杏仁去皮打碎，雪梨去皮切片，同放碗内。另加冰糖（也可不加），清水适量，然后置锅内加盖隔水炖煮约1小时即可食用。

[功效] 润肺止咳。

沙参玉竹鸭

[材料] 沙参50克，玉竹50克，老鸭1只（约1 000克）。

[制作] 老鸭洗净、切块，与玉竹、沙参加水适量同煮，先用武火煮开，放入葱、姜、盐调味，后用文火煮至老鸭烂熟。饮汤吃肉，分次服完。

[功效] 滋阴清肺，养胃生津。

太子参天冬瘦肉汤

[材料] 瘦猪肉250克，太子参30克，北沙参30克，天冬15克。

[制作] 太子参、北沙参、天冬洗净；猪瘦肉洗净、切片。把所有材料一起放入砂锅中，加清水适量，武火煮沸后，改文火煮一段时间，加入盐、味精等调味即可，随时饮汤吃肉。

[功效] 益气健脾，养阴生津。

沙参玉竹莲子百合汤

[材料] 沙参50克，玉竹、莲子、百合各25克，鸡蛋1个。

[制作] 沙参、玉竹、莲子、百合洗净，同鸡蛋连壳一起下锅，同炖半小时，捞起鸡蛋除壳，再同炖至药物软烂，食鸡

蛋饮汤。

[功效] 养阴润燥，生津止咳。

药茶调养

阴虚质气管炎患者宜选用养阴药茶调养身体，如蜂蜜豆浆、山药甘蔗汁、石斛瓜蒌茶、雪梨百合汁、三仙饮等。

蜂蜜豆浆

[材料] 蜂蜜1汤匙，豆浆200～300毫升。

[制作] 蜂蜜放入碗中，豆浆反复滚沸后待稍凉即冲入碗中，调匀服食。每日早、晚各1次。

[功效] 润肺止咳。

山药甘蔗汁

[材料] 山药、甘蔗各适量。

[制作] 山药、甘蔗榨汁、搅匀，每日服2次，每次15毫升，温开水送服。

[功效] 养阴润肺。

石斛瓜蒌茶

[材料] 石斛10克，瓜蒌3克，绿茶3克，

[制作] 将石斛、瓜蒌、绿茶，用250毫升沸水冲泡，加盖焖15分钟即可。

[功效] 养阴润肺，止咳化痰。

雪梨百合汁

[材料] 雪梨1枚，百合15克。

[制作] 将雪梨切片，与百合同煮，待烂熟后取汁服用，

也可煎煮时加入适量冰糖。

[**功效**] 养阴生津，润肺止咳。

百合汁

[**材料**] 鲜百合 2～3 个。

[**制作**] 鲜百合洗净，捣碎、滤汁，温开水送服。

[**功效**] 养阴润肺，清心安神。

百合蜂蜜汁

[**材料**] 百合 100 克，蜂蜜 150 克

[**制作**] 将百合洗净，放入碗中，上笼蒸 1 小时，加蜂蜜趁热调匀，晾冷后装入瓶中即成。每日早、晚各服 5～10 毫升。

[**功效**] 养阴生津，润肺止咳。

三仙饮

[**材料**] 生白萝卜 500 克，鲜藕 500 克，梨 200 克，蜂蜜 50 克。

[**制作**] 将所有材料切碎、绞汁，加入蜂蜜，和匀成浆汁，每日 3 次，每次 20 毫升。若寒咳，加姜汁 3～5 滴后服用。

[**功效**] 养阴生津，润肺止咳。

润肺止咳茶

[**材料**] 玄参，麦冬各 50 克，乌梅 24 克，桔梗 30 克，甘草 15 克。

[**制作**] 上将所有材料研成粗末，混合均匀，分袋包装，每包 18 克，每次 1 包，每日 2～3 次，放入茶杯中，沸水冲泡代茶饮用。

[功效] 养阴润肺，生津止咳。

中药调养

阴虚质气管炎患者中药调养以滋补肾阴，壮水制火为原则，常用熟地、山药、山茱萸、丹皮、桑葚、女贞子、麦冬、沙参、石斛、玉竹、黄精、枸杞、决明子、墨旱莲等药物。

熟地

[性味归经] 性微温，味甘。入肝经、肾经。

[功效] 滋阴，补血。

[用法用量] 内服：煎汤，10～30克；或入丸散，或熬膏，或浸酒。

[使用注意] 脾胃虚弱、气滞痰多、腹满便溏者忌服。

女贞子

[性味归经] 性凉，味甘、苦。入肝经、肾经。

[功效] 补益肝肾，清虚热，明目。

[用法用量] 内服：煎汤，6～15克；或入丸剂。外用：取适量敷膏点眼。清虚热宜生用，补肝肾宜熟用。

[使用注意] 脾胃虚寒泄泻及阳虚者忌服。

石斛

[性味归经] 性寒，味甘、淡、微咸。入胃经、肺经、肾经。

[功效] 生津益胃，清热养阴。

[用法用量] 内服：煎汤6～15克，鲜品加倍；或入丸、

散，或熬膏。鲜石斛清热生津力强，热津伤者宜之；干石斛用于胃虚夹热伤阴者为宜。

[使用注意] 温热病早期阴未伤者、湿温病未化燥者、脾胃虚寒者均禁服。

玉竹

[性味归经] 性平，味甘。入肺经、胃经。

[功效] 滋阴润肺，养胃生津。

[用法用量] 内服：煎汤，6～12 克；或熬膏，或浸酒，或入丸、散。外用：鲜品捣敷；或熬膏涂。阴虚有热宜生用，热不甚者宜制用。

[使用注意] 痰湿气滞者禁服；脾虚便溏者慎服。

黄精

[性味归经] 性平，味甘。入脾经、肺经、肾经。

[功效] 养阴润肺，补脾益气，滋肾填精。

[用法用量] 内服：煎汤，10～15 克，鲜品 30～60 克；或入丸、散，或熬膏。外用：煎汤洗，或熬膏涂，或浸酒搽。

[使用注意] 中寒泄泻、痰湿痞满气滞者忌服。

穴位按压

具有补阴作用的穴位中有三个常用穴位：太溪、三阴交和照海，气虚质气管炎患者自行按摩这三个穴位可以滋养阴液，改善阴虚体质。

三阴交的定位、取穴要点等详见前文。

太溪

[定位] 位于足内侧，内踝后方与脚跟骨筋腱之间的凹陷处。

[取穴要点] 取穴时，可正坐，平放足底，或取仰卧位，太溪位于足内侧，内踝后方与脚跟骨筋腱之间的凹陷处。

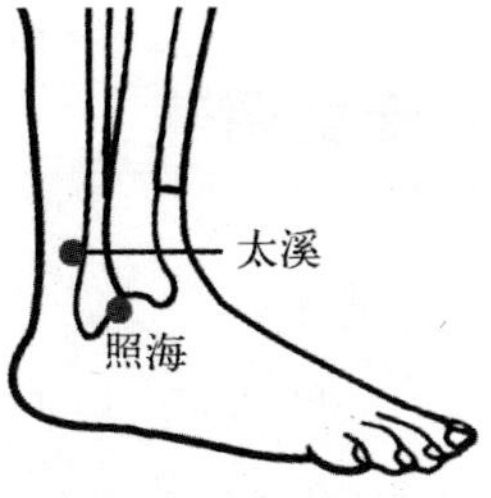

照海

[定位] 位于足内侧，内踝尖下方凹陷处。

[取穴要点] 正坐垂足或仰卧，照海位于在内踝正下缘的凹陷处。

湿热质气管炎患者的中医养生指导

湿热体质应注意起居环境的改善和饮食调理，不宜暴饮暴食、酗酒，应注意饮食的清淡爽口，少吃肥腻甜味食品，以保持良好的消化功能，避免水湿内停或湿从外入。药物的治疗需分清湿热的轻重，湿重的化湿为主，选用六一散、三仁汤、平胃散等；热重清热为主，选用连朴饮、茵陈蒿汤，葛根芩连汤。可根据某些特殊表现选择相应的中药，如湿疹、疔疮加野菊花、紫花地丁、苦参、白鲜皮等；关节肿痛加桂枝、忍冬藤、桑枝等；腹泻甚至痢疾加白头翁、地榆、车前子等；血尿可加小蓟、茅根、石韦、萹蓄等。

膳食调养

食疗

湿热质是以湿热内蕴为主要特征的体质状态。宜食用清利化湿的食品，如薏米、莲子、茯苓、赤小豆、蚕豆、绿豆、鸭肉、鲫鱼、冬瓜、丝瓜、苦瓜、黄瓜、西瓜、白菜、芹菜、卷心菜、莲藕、空心菜等。体质内热较盛者，禁忌辛辣燥烈、大热大补的食物，如辣椒、生姜、大葱、大蒜等；对于狗肉、鹿肉、牛肉、羊肉、酒等温热食品和饮品宜少食和少饮。

药膳

湿热质气管炎患者应当注意分消湿浊，清泄伏火。宜食用清热化湿的食品，如薏米、莲子、茯苓、苦瓜等；忌食辛辣燥烈的食物，如辣椒、姜、葱等；对于牛肉、狗肉、鹿肉等温阳食物宜少食。

祛湿消暑汤

［**材料**］甘松、白扁豆、赤小豆、薏米各等分适量。

［**制作**］将甘松用净纱布包好，与其他材料一起放入锅内，加开水适量，慢火煲约2小时，也可加瘦肉类同煲，用盐调味食用。

［**功效**］清热解暑，醒脾利湿。

凉拌马齿苋

［**材料**］新鲜马齿苋100克。

[**制作**] 马齿苋洗净、切碎，用少许酱油、麻油拌食。

[**功效**] 清热利湿，解毒消肿。

薏米白菜汤

[**材料**] 白菜 300 克，薏米 50 克。

[**制作**] 薏米洗净，放入清水中浸泡 2 小时；白菜洗净、切成段。锅中加适量植物油，烧热后放入葱段、姜末炝锅，放入薏米，加适量清水，武火煮沸后改文火继续煮 30 分钟，将白菜段放入锅中，继续煮熟，加适量盐调味即可。

[**功效**] 清热利湿，消肿通便。

三豆粥

[**材料**] 白扁豆 50 克，绿豆 50 克，红豆 50 克，粳米 50 克，冰糖适量。

[**制作**] 将所有材料放入锅中，加适量清水，武火煮沸后改文火熬煮成粥，最后加适量冰糖调味即可。

[**功效**] 清热利湿，健脾消肿。

薏米杏仁奶

[**材料**] 薏米 30 克，甜杏仁 30 克，奶粉 50 克。

[**制作**] 将薏米和甜杏仁研成细末，薏米粉、杏仁粉和奶粉用适量开水冲泡，搅拌均匀即可饮用。

[**功效**] 利湿消肿，止咳化痰。

泥鳅炖豆腐

[**材料**] 泥鳅 500 克，豆腐 250 克。

[**制作**] 泥鳅去鳃及内脏，冲洗干净，放入锅中，加清水煮至半熟，再加豆腐、适量食盐，炖至熟烂即成，食汤吃肉。

[功效] 健脾益气,利水消肿。

薏米大枣粥

[材料] 薏米30克,大枣10克,陈皮5克,粳米100克。

[制作] 将所有材料洗净,加水适量,煮成粥,每日分三次食完。

[功效] 清热利湿,健脾理气。

鲤鱼红豆汤

[材料] 鲤鱼1条约500克,红豆100克,西瓜皮100克。

[制作] 鲤鱼去内脏、洗净,置油锅中煎至微黄,加入红豆、西瓜皮同煮,武火煮沸后改文火煲2小时,喝汤食肉。

[功效] 健脾利水,消肿通乳。

药茶

湿热质气管炎患者宜选择清热利湿的药茶进行调养,如荷叶升茶、回生茶、荷叶山楂茶、苦丁茶等。

荷叶升茶

[材料] 荷叶5克,升麻3克,苍术3克,绿茶3克。

[制作] 将所有材料用200毫升开水冲泡饮用,冲饮至味淡。

[功效] 清热解暑,利湿升清。

回生茶

[材料] 藿香5克,陈皮3克,绿茶3克。

[制作] 将所有材料用250毫升开水冲泡饮用,冲饮至味淡。

[功效] 化湿理气，清热解暑。

荷叶山楂茶

[材料] 荷叶 3～5 克，生山楂切片 10 克，陈皮 3～5 克，

[制作] 将所有材料用 250 毫升开水冲泡饮用，冲饮至味淡。

[功效] 清热化湿，理气消食。

苦丁茶

[材料] 苦丁茶 3～10 克。

[制作] 苦丁茶用沸水冲泡饮用。

[功效] 疏风清热，化痰利湿。

中药调养

湿热质气管炎患者的中药调养以分消湿浊，清泻伏火为原则，常用的有藿香、山栀、石膏、甘草、防风、龙胆草、当归、茵陈、大黄、羌活、苦参、地骨皮、贝母、石斛、茯苓、泽泻等。

黄芩

[性味归经] 性寒，味苦。入心经、肺经、胆经、大肠经。

[功效] 泻实火，除湿热，止血，安胎。

[用法用量] 内服：煎汤，3～9 克；或入丸、散。外用：煎水洗或研末撒。

[使用注意] 脾肺虚热者忌之。恶葱实；畏丹砂、牡丹、藜芦。

黄连

[**性味归经**] 性寒，味苦。入心经、肝经、胃经、大肠经。

[**功效**] 泻火，燥湿，解毒，杀虫。

[**用法用量**] 内服：煎汤，1.5～3 克；或入丸、散。外用：研末调敷，或煎水洗，或浸汁点眼。

[**使用注意**] 凡阴虚烦热、胃虚呕恶、脾虚泄泻、五更泄泻者慎服。

黄柏

[**性味归经**] 性寒，味苦。入肾经、膀胱经。

[**功效**] 清热，燥湿，泻火，解毒。

[**用法用量**] 内服：煎汤，4.5～9 克；或入丸、散。外用：研末调敷或煎水浸渍。

[**使用注意**] 脾虚泄泻、胃弱食少者忌服。

苦参

[**性味归经**] 性寒，味苦。入肝经、肾经、大肠经、小肠经。

[**功效**] 清热，燥湿，杀虫。

[**用法用量**] 内服：煎汤，4.5～9 克；或入丸、散。外用：煎水洗。

[**使用注意**] 脾胃虚寒者忌服。

龙胆草

[**性味归经**] 性寒，味苦。归肝经、胆经。

[**功效**] 清热燥湿，泻肝胆火。

[**用法用量**] 内服：煎汤，3～6 克；或入丸、散。外用：

煎水洗，或研末调搽。

[使用注意] 脾胃虚弱作泄及无湿热实火者忌服；勿空腹服用。

穴位按压

湿热质的人需要化痰祛湿，具有化痰祛湿作用的穴位中，最常用的是肺俞、八髎、中脘、足三里、阴陵泉。

肺俞、足三里的定位、取穴要点等详见前文。

八髎

[定位] 分为上髎、次髎、中髎和下髎，左右共八个穴位，分别在第1、2、3、4骶后孔中，合称“八穴”。

[取穴要点] 直立或俯卧时，趴在床上，臀部肌肉上面有两个明显的凹陷，就是美人窝，八髎穴位于美人窝往下内侧，即是骶骨所在的位置。如果找不到美人窝，可以把手放到腰带上或平时系腰带的位置，稍微往下一点，可以找到一个圆形的骨性凸起，在它和背部的正中线之间的中点就是上髎穴的位置，用手四指一放，就把四个穴位都找到了。

中脘

[定位] 位于人体上腹部，前正中线上，当脐中上4寸。

[取穴要点] 取穴时，可仰卧，胸骨下端和肚脐连接线中点即为此穴。

阴陵泉

[定位] 在小腿内侧，胫骨内侧下缘与胫骨内侧缘之间

的凹陷中。

[取穴要点] 正坐屈膝或仰卧，在胫骨内侧髁后下方约胫骨粗隆下缘平齐处即为此穴。

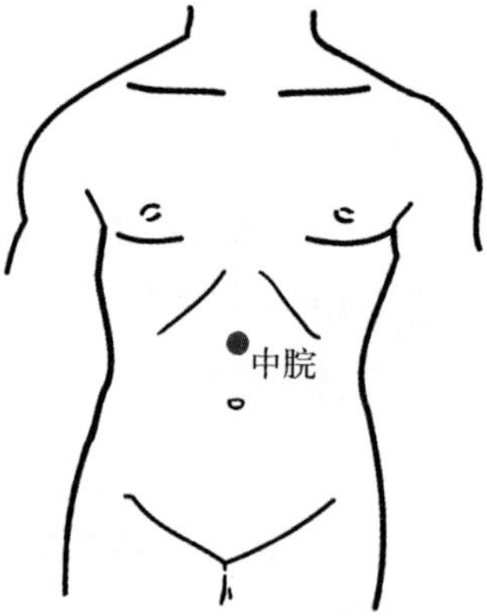

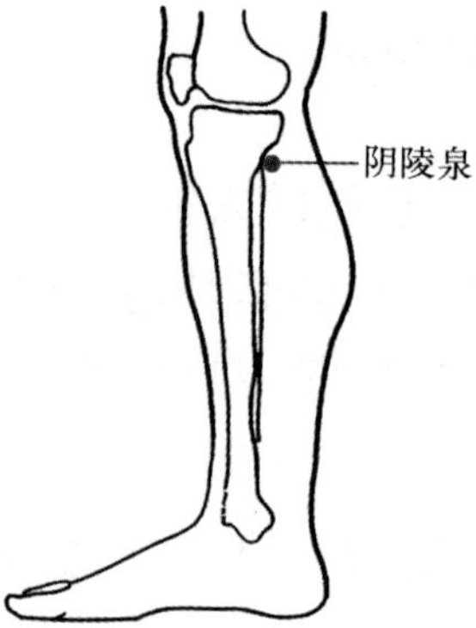

痰湿质气管炎患者的中医养生指导

居住环境应阳光通风，不宜在潮湿的环境里久留，在阴雨季节要注意避免湿邪的侵袭。多进行户外活动，充分享受阳光。加强运动，强健身体，提高脾胃功能，以杜绝生痰之源。勤洗热水澡，适当出汗为宜；穿衣尽量保持宽松，面料以棉麻丝等透气散湿的天然纤维为主，有利于汗液蒸发，祛除体内湿气。注意保暖。多食辛温发散的食物芥菜、韭菜、辣椒、大蒜、葱、生姜、木瓜、白萝卜、荸荠、紫菜、洋葱、大枣、白果 、红小豆、山药、薏米、冬瓜仁、扁豆、羊肉、牛肉、狗肉、鸡肉、泥鳅、黄鳝、河虾等。杏仁霜、莲藕粉、茯苓饼均是食疗佳方，要长期坚持体育锻炼，散步、慢跑、球类、游泳、武术、八段锦、五禽戏以及各种舞蹈，均可选择。

膳食调养

食疗

肺主通调水道，脾主运化水液。肾为主水之脏，津液的运行、输布和代谢与肺、脾、肾三脏的关系最为密切。痰浊质之人在饮食上，既要科学合理摄取饮食，又要充分注意饮食禁忌。一般而言。饮食宜清淡，应适当多摄取能够宣肺、健脾、益肾、化湿、通利三焦的食物。常用的食物可选用赤小豆、扁豆、蚕豆、花生、枇杷叶、文蛤、海蜇、胖头鱼、橄榄、萝卜、洋葱、冬瓜、紫菜、荸荠、竹笋等，还可以配合药膳调养体质。体型肥胖的痰浊质人，应少吃肥甘油腻之品。

药膳

薏米茯苓苏子粥

[材料] 薏米 60 克，茯苓 30 克，苏子 10 克，粳米 100 克。

[制作] 先将粳米淘净，与薏米、茯苓、苏子一起放入锅中，煮至粥成，随时服用。

[功效] 健脾渗湿，化痰止咳。

陈皮兔肉

[材料] 兔肉500克，陈皮5克。

[制作] 将兔肉洗净、切丁，加盐、料酒、葱、植物油、姜拌匀；陈皮用水洗净，切成小块；味精、白糖、酱油、鲜汤入碗内调成汁。炒锅烧热倒油，放入兔肉略炒，再入陈皮、花椒、姜、葱，继续炒至肉色金黄，加入调好的酱油汁、醋，再淋上香油即可食用。

[功效] 理气化痰，补中益气。

鱼腥草猪肺汤

[材料] 鲜鱼腥草90克（干品30克），猪肺200克，盐、味精各适量。

[制作] 猪肺冲洗、沥水，切块。鱼腥草放入砂锅内，加清水适量煎煮，去渣取汁，把药汁入锅，放入猪肺块，先用武火煮沸，再用文火炖至猪肺烂熟，加入盐、味精即可。饮汤、食猪肺。

[功效] 祛痰化湿，清热解毒。

柚子鸡肉汤

[材料] 柚子1个，小母鸡1只（约500克）。

[制作] 柚子去皮；鸡去除毛、内脏、头脚，洗净。将柚子肉填入鸡膛内，加水少许，隔水蒸熟，食鸡饮汤。

[功效] 化痰止咳，健脾益气。

薏米冬瓜粥

[材料] 薏米15克，冬瓜仁15克，粳米100克。

[制作] 薏米、冬瓜仁加水煮30分钟后滤汁去渣，再

加入洗净的粳米、适量水煮至粥稠，一天分早、晚二次服用。

[功效] 清肺化痰，利湿消肿。

丝瓜粥

[材料] 丝瓜500克，粳米100克，姜、葱适量。

[制作] 丝瓜洗净，连皮切块。粳米煮粥，将熟时加入丝瓜及其他材料。早、晚餐食用。

[功效] 化痰清热，健脾通络。

杏仁莱菔子散

[材料] 杏仁、莱菔子各30克。

[制作] 将杏仁、莱菔子以文火炒熟，研成细末，温水送服，每日3次，每次1～2克。

[功效] 化痰止咳，降气平喘。

五子汤

[材料] 莱菔子10克，白芥子10克，冬瓜籽10克，菠菜子10克，苏子10克，蔗糖30克。

[制作] 将所有材料加水适量煎汤150毫升，加入蔗糖即成。每次服15毫升，每日3次。

[功效] 化痰止咳，降气平喘。

陈皮杏仁猪肺汤

[材料] 新鲜猪肺1副，陈皮10克，甜杏仁60枚，萝卜1个。

[制作] 猪肺洗净，甜杏仁温水浸泡2小时去皮捣烂，与猪肺、萝卜、陈皮放入砂锅中同煮，加姜汁、盐调味，武火烧沸后改文火炖120分钟，喝汤食肉。

［**功效**］化痰止咳，补肺健脾。

药茶调养

痰湿质气管炎患者可选用健脾化痰的药茶进行调养，如橘红茶、川贝莱菔茶、柚子饮、丝瓜汁、杏仁茶等。

橘红茶

［**材料**］橘红10克，绿茶4.5克。

［**制作**］将橘红、绿茶放入茶杯中，用沸水冲泡，再在沸水锅中隔水蒸20分钟即可。每日1剂，代茶频饮。

［**功效**］化痰止咳，理气和胃。

川贝莱菔茶

［**材料**］川贝母15克，莱菔子15克。

［**制作**］将川贝母、莱菔子研末，每次取3克，沸水冲泡，代茶饮用。

［**功效**］化痰止咳，降气平喘。

柚子饮

［**材料**］柚子1只，蔗糖30克。

［**制作**］柚子削去内部白髓，切碎后加入蔗糖，煮熟，每日早、晚各服1匙，开水冲服。

［**功效**］化痰止咳，理气和胃。

丝瓜汁

［**材料**］鲜丝瓜适量。

［**制作**］将丝瓜洗净、捣碎，滤汁50～100克，生饮，可常服。

[**功效**] 化痰清热，解暑通络。

橘皮大枣茶

[**材料**] 橘皮 10 克，大枣 15 克。

[**制作**] 将橘皮洗净，切成细丝；大枣炒焦。将橘皮、大枣一同放入茶杯中，加沸水冲泡，加盖焖片刻即可。每日 1 剂，代茶饮用。

[**功效**] 化痰止咳，理气和胃。

杏仁茶

[**材料**] 杏仁 15 克，蜂蜜 1 汤匙。

[**制作**] 杏仁反复捣烂、加水滤汁，加蜂蜜，用开水冲服，每日 2 次。

[**功效**] 化痰止咳，润肠通便。

瓜蒌甘草茶

[**材料**] 绿茶 2 克，瓜蒌 5 克，甘草 3 克。

[**制作**] 瓜蒌、甘草加水 600 毫升，煮沸 5 分钟，加入绿茶后再煮 3 分钟即可。分 2 次徐徐饮之。

[**功效**] 化痰止咳，清热消肿。

芦根绿茶

[**材料**] 绿茶 2 克，芦根 40 克，甘草 5 克。

[**制作**] 用 1 000 毫升水先煮芦根和甘草，煮沸 10 分钟，去渣，加入绿茶即可。

[**功效**] 化痰止咳，清热生津。

车前子茶

[**材料**] 车前子 15 克。

[制作] 将车前子杂碎，放到保温杯中，用沸水冲泡，代茶饮。

[功效] 化痰止咳，利尿消肿。

半夏姜枣茶

[材料] 半夏、生姜各 6 克，大枣 5 枚。

[制作] 将半夏、生姜、大枣一同放入锅中，加入清水适量，武火煮沸后，改用文火再煮 20 分钟左右，去渣取汁。每日 1 剂，代茶饮用。

[功效] 止咳化痰，养胃和中。

中药调养

痰湿质气管炎患者的中药调养遵循健脾利湿，化痰泻浊的原则，常用的有党参、白术、茯苓、炙甘草、山药、扁豆、薏米、砂仁、莲子肉、白芥子等。

白术

[性味归经] 性温，味苦、甘。入脾经、胃经。

[功效] 补脾，益胃，燥湿，和中，安胎。

[用法用量] 内服：煎汤，4.5～9 克；或熬膏，或入丸、散。

[使用注意] 阴虚燥渴、气滞胀闷者忌服。

茯苓

[性味归经] 性平，味甘、淡。入心经、脾经、肺经、肾经。

[功效] 渗湿利水，健脾和胃，宁心安神。

[用法用量] 内服：煎汤，10～15 克；或入丸散。宁心安神用朱砂拌。

[使用注意] 阴虚而无湿热、虚寒滑精、气虚下陷者慎服。

白扁豆

[性味归经] 性平、微温，味甘、淡。归脾经、胃经。

[功效] 健脾，化湿，消暑。

[用法用量] 内服：煎汤，10～15 克；生品捣烂或研磨加水绞汁；或入丸、散。外用：捣敷。

[使用注意] 患寒热病者不可食。

陈皮

[性味归经] 性温，味苦、辛。归肺经、脾经。

[功效] 理气健脾，燥湿化痰。

[用法用量] 6～10 克，煎汤服。

[使用注意] 阴虚燥咳症见咽干、无痰或少痰、舌红少苔者不宜单独使用陈皮。

苍术

[性味归经] 性温，味辛、苦。入脾经、胃经。

[功效] 健脾，燥湿，解郁，辟秽。

[用法用量] 内服：煎汤，4.5～9 克；或熬膏，或入丸、散。

[使用注意] 阴虚内热、气虚多汗者忌服。

穴位按压

痰湿质气管炎患者可用大拇指或中指按压丰隆、水道，或食指、中指、无名指并拢，按压中脘、气海、关元、天枢各30～60秒。

丰隆、中脘、气海、关元的定位、取穴要点等详见前文。

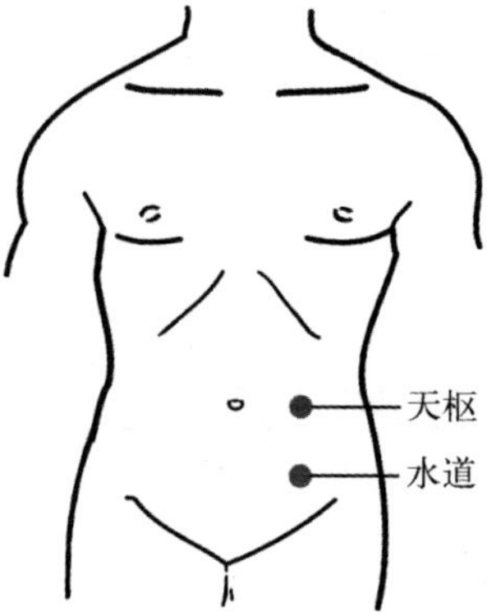

水道

[定位] 脐中下2寸，前正中线旁开2寸，当腹直肌及其鞘处。

[取穴要点] 仰卧位，在天枢直下3寸，关元旁开2寸处取穴。

天枢

[定位] 天枢位于人体中腹部，肚脐向左右三指宽处。

[取穴要点] 可以并拢三指，肚脐向左右三指宽的地方就为天枢穴。

第四章
气管炎常见并发症中医养生指导

慢性阻塞性肺病

慢性阻塞性肺病是由慢性支气管炎或其他原因逐渐引起的细支气管狭窄，终末细支气管远端气腔过度充气，并伴有气腔壁膨胀、破裂而产生，临床上多为慢性支气管炎的最常见并发症。慢性阻塞性肺病是一种不完全可逆的，进行性发展的慢性肺部疾病，尚无特效的治疗药物与方法。事实上现有的药物与治疗方法都不能阻止慢性阻塞性肺病患者肺功能下降的趋势，同时由于慢性缺氧导致患者的生活质量显著下降，使得患者无论在生理上还是心理上均面临着众多需要干预的问题。而且慢性阻塞性肺病急性加重发作对个人和社会都是极大的经济负担。故需提出一系列综合方案来预防和治疗慢性阻塞性肺病，以实现降低慢性阻塞性肺病患病率和改善患者生活质量。中医学将其归于“肺胀”、“虚喘”、“痰饮”的范畴进行辨证施治。临床表现为胸部膨满，胀闷如塞，喘咳上气，痰多，烦躁，心慌等。其病程缠绵，时轻时重，初起仅于活动后如登楼或疾走时感到气急，渐至走平路亦感气急。如果休息时也有气急感，则说明该病已经相当严重。日久则见面色晦暗，唇甲紫绀，脘腹胀满，肢体浮肿，若并发外感则会加重病情，甚或出现嗜睡、神昏、喘脱等危重证候。

肺功能的测定在早期诊断慢性阻塞性肺病有其重要意义，而且也为慢性阻塞性肺病合理的分级和相适应的治疗提供依据。肺功能测定一般是通过第一秒用力呼气容积(FEV1)和 FEV1 与肺活量(VC)或用力肺活量(FVC)的百分比减少来确定。临床上以肺功能作为慢性阻塞性肺病诊断和严重程度的标准是：① 轻度慢性阻塞性肺病：FEV1/FVC＜70%，FEV1≥80%预计值；② 中度慢性阻塞性肺病：FEV1/FVC＜70%，30%≤FEV1＜80%预计值；③ 重度慢性阻塞性肺病：FEV1/FVC＜70%，FEV1＜30%预计值或 FEV1＜50%预计值加上呼吸衰竭或右心衰竭的临床征象。

生活调摄

控制危险因素

具体的措施包括：① 戒烟，是预防慢性阻塞性肺病最直接、最有效的措施；② 湿式作业、密封尘源、加强通风和个人防护，以减少职业暴露；③ 加强环境保护，改善空气质量，改变行炊方式，减少室内油烟污染；④ 预防呼吸道疾病，抗感染，早期治疗慢性支气管炎，防治演变为呼吸道阻塞性病变；⑤ 进行健康宣教，提高人们对慢性阻塞性肺疾病等慢性病的认识，加强体育锻炼，增强免疫力。在医生的指导下早发现、早诊断、早治疗。坚持运动、耐寒锻炼、生活规律劳逸有度、戒烟、保持良好的心情、防范上呼吸道感染、增加营养、提高免疫力均可按照慢性支气管炎的体质养生实施。

呼吸锻炼

对于慢性阻塞性肺病的患者，重点强调呼吸锻炼。呼吸锻炼的方法很多，较常用和较为有效的呼吸操主要有腹式呼吸、缩唇式呼气和全身呼吸锻炼。方法参阅慢性支气管炎的运动疗法。

排痰

及时给予祛痰止咳药，鼓励患者有痰尽量咳出来，解除呼吸道阻塞。对于感染严重，痰液黏稠不易咳出者可协助排痰，具体方法有 3 种：① 翻身。翻身对增加肺血液循环与通气有帮助，可以防止分泌物聚集，促进肺部的引流。② 体位引流。方法是使病变的部位在上，支气管开口向下，利用重力使痰液排出，如慢性支气管炎好发于下肺部，因此宜多作头低脚高位的引流体位。③ 拍击法。操作者双手五指并拢稍弯曲呈弧形，利用腕部力量自胸廓边缘向中间，胸下部向上中部有节奏地拍击，增加空气振动力量的同时，让患者自动咳嗽，或在患者用力咳嗽时用双手用力压迫下胸部或上腹部以增加膈肌的跳弹力量，促使痰咳出，以清除呼吸道阻塞物，保证正常呼吸。同时鼓励多饮水，使用祛痰剂或采用超声雾化吸入疗法湿化气道使痰液易于咳出。

合理使用支气管扩张剂

对慢性阻塞性肺病患者提倡吸入疗法，具有起效快，迅速缓解症状的作用。在临床上常用的有 β_2 受体激动剂，如万托林（喘乐宁）、特布他林、沙丁胺醇。应在医生指导下，做到根据病情按需使用。若用药后喘息等症状未见显著改善或变得严重时，千万不能自行增加吸入剂量，应及时让医生采取其他治疗方案，以控制病情。长期使用 β_2 受体激动剂，易产生耐药性，降低疗效。还有肌肉震颤，心率加速，头痛等常见的药物不良反应，需引起注意。

饮食调摄

由于呼吸负荷加重或呼吸频率增加使呼吸功能增加，致使能量消耗增高，此外饮食摄入不足也是一个因素。指导患者多食一些有营养价值的饮食，如肉类，蛋类、奶类含有丰富的优质蛋白。食物的调整要注意色、香、味。同时创造良好的进食环境以增进食欲。通过补充和调整饮食来提高摄入量，从而改善营养状况和呼吸肌功能。饮食调摄的方法参阅慢性支气管炎的膳食与茶饮疗法。

支气管肺炎

支气管肺炎又称小叶肺炎，支气管肺炎可由细菌或病毒引起。该病起病急骤或迟缓，多数发病前先有轻度上呼吸道感染。轻者先有流涕、咳嗽、低热、纳差，1～3 天后突然高热，体温 38°～39°，咳嗽加剧、气促而发病；也有突然发热、咳嗽、气急、烦躁而发病者。肺部听诊：早期胸部体征常不明显，或仅有呼吸音变粗或稍减低，进而病灶扩大可有叩浊音，两肺可闻及细小水泡音，尤以两肺底深吸气时为著；恢复期出现粗大的湿啰音。本病中医认为系感受外邪，郁闭肺络所致，属于中医学“肺炎咳喘”、“肺风痰喘”等范畴。

细菌性肺炎患者白细胞总数大多增高，但在重症金黄色葡萄球菌或革兰氏阴性杆菌肺炎，白细胞可不高或降低。病毒性肺炎时，白细胞数多数低下或正常。肺穿刺细菌学检查最可靠而被认为是“黄金标准”，但很难被医师及患者接受。痰培养，尤其通过纤维支气管镜取分泌物作培养较为可靠，但也可能污染。病毒性检查以病毒分离最为可靠、重复性好、特异性强，但需时间长、操作烦琐，需一定的技术和设备条件。血清学检查特异性抗体有诊断意义。血气分析对重症肺炎有呼吸衰竭者,可以依此了解缺氧与否和严重程度、电解质与酸碱平衡的类型和程度,有助于诊断治疗和判定预后。

生活调摄

戒烟

吸烟者比不吸烟者慢性支气管炎发病率高许多倍,戒烟后患者的肺功能有较大改善,同时也要避免被动吸烟,对支气管炎肺炎的治疗十分重要。

增强体质

加强身体锻炼是很好地预防支气管炎肺炎的治疗方法。运动量要根据自己的身体情况而定。每日早晨可散步、打拳、慢跑等,这样能呼吸新鲜空气,促进血液循环,冬季锻炼能提高呼吸道黏膜对冷空气的适应能力。

预防感冒

在冬季的时候最好是室内外的温差不要太大,不然的话就会容易引起感冒,在夏天的时候不能够为了贪图凉快,使用空调的时候,温度要适中,否则很容易因为外面的温度过高而造成“热伤风”,然后诱发支气管肺炎,在流行性感冒的季节最好是少外出,少到人群中去,在大量出汗的时候不要突然的脱掉衣服以防受凉感冒。注意随季节改变增减衣服，老年人可注射流感疫苗，减少流感感染机会。

促使排痰

对年老体弱无力咳痰的患者或痰量较多的患者，应以祛痰为主，不宜选用镇咳药，以免抑制中枢神经加重呼吸道炎症，导致病情恶化。帮助危重患者定时变换体位，轻轻按摩患者胸背，可以促使痰液排出。

保持良好的家庭环境卫生

室内空气流通新鲜，有一定湿度，控制和消除各种有害气体和烟尘。改善环境卫生，做好防尘、防大气污染工作，加强个人保护，避免烟雾、粉尘、刺激性气体对呼吸道的影响。

饮食调摄

患支气管肺炎的抽烟者喝牛奶有益。抽烟又喝牛奶的人，其患支气管肺炎的概率比那些抽烟但不喝牛奶的人显著地降低许多。如果你非得抽烟，那么别忘了喝牛奶。多喝蔬果汁、果菜汁对支气管肺炎有较好疗效，它不仅能止咳化痰，而且还能补充维生素、矿物质，对疾病的康复非常有益。你可以将生萝卜、鲜藕、梨子切碎绞汁，加蜂蜜调匀服用。对支气管肺炎的热咳、燥咳疗效显著。多吃青菜，每餐可适量多吃一些蔬菜和豆制品，如白萝卜、胡萝卜及绿叶蔬菜等清淡易消化的食物。多吃一些止咳、平喘、祛痰、温肺、健脾的食品，如白果、枇杷、柚子、北瓜、山药、栗子、百合、海带、紫菜等。忌食生冷、过咸、辛辣、油腻及烟、酒等刺激性的物品，以免加重症状。不要急于进补人参、鹿茸等补品，在急性发作期或痰多、舌苔腻时都不宜用，否则胸闷气急更甚，病情反而加重。饮食调摄的方法参阅支气管肺炎的膳食与茶饮疗法。

支气管扩张

支气管扩张是指由于支气管及其周围组织的慢性炎症和气道阻塞，导致支气管组织结构受到较严重的病理性破坏，引起管腔扩张和变形的支气管慢性疾病。多数患者童年有麻疹、百日咳或支气管肺炎迁延不愈的病史，以后常有呼吸道反复发作的感染。此病多是一支或多支近端支气管和中等大、小支气管管壁组织破坏造成不可逆性扩张。典型的症状有慢性咳嗽、咳大量脓痰和反复咯血。主要致病因素为支气管感染、阻塞和牵拉，部分有先天遗传因素。支气管扩张症常因并发化脓性感染而引起肺炎、肺脓肿、脓胸、脓气胸。当肺组织发生广泛性纤维化，肺毛细血管床遭到严重破坏时，可导致肺动脉循环阻力增加，肺动脉高压，引起慢性肺源性心脏病。支气管扩张隶属中医学“咯血”、“肺痈”、“肺痨”、“咳嗽”范畴、肺脾素虚、外邪袭肺、情志不遂、虚火伤肺、瘀血阻肺是常见致病因素。病邪的侵入与机体的正气不足相关，因此本病具有本虚标实的病性特点。

胸部X线片对支气管扩张症的敏感性较差。早期轻症患者常无特殊发现，以后可显示一侧或双侧下肺纹理局部增多及增粗，而典型的X线表现为粗乱的肺纹理中有多个不规则的蜂窝状透亮阴影或沿支气管的卷发状阴影，感染时阴影内出现液平面。普通CT扫描诊断支气管扩张的敏感性和特异性分别是66%和92%，而高分辨CT(HRCT)诊断的敏感性和特异性均为90%以上，现已成为支气管扩张的主要诊断方法。特异性表现为管壁增厚的柱状扩张或囊性改变。支气管碘油造影是确诊支气管扩张的主要依据。可确定支气管扩张的部位、性质、范围和病变的程度，为外科决定手术指征和切除范围提供依据。但由于这一技术为创伤性检查，现已被CT取代。

生活调摄

增强体质

支气管扩张的治疗需要重视身体的锻炼。病室或家庭卧室要经常通风换气，禁止吸烟，但需保暖，避风邪，防止感冒。适当参加体育锻炼，增强体质，减少呼吸道感染的发生率。出现咯血者，不宜参加重体力劳动，应避免剧烈活动。

排痰

细菌感染急性发作期，应记录24小时痰量及痰的性状（颜色、气味）。鼓励患者咳痰，指导晨间体位排痰。病情危重或发热时随时记录生命体征体温、脉搏、呼吸、血压变化。重病患者，护理人员应协助翻身、拍背，促进痰液排出，注意引流排痰，保持呼吸道畅通，以减少继发感染，防止病情恶化。咯血患者，要记录咯血量，以便及时施治，要警惕大咯血的发生，准备支气管镜随时抽吸气管内积血，防止窒息。

保持心情舒畅

对重病患者要给予精神鼓励，作好心理护理，让患者树立战胜疾病的信心，保持乐观情绪，促进疾病早日康复。

饮食调摄

应注意营养，多食富含蛋白质、维生素的食物，如鱼类、肉类、蛋类等。若发热、大量脓性痰出现，则宜食富含维生素、容易消化的食物，吸烟会降低抵抗力，加重感染，应力求戒烟。出现咯血者不宜饮用酒类饮料。

忌风寒

避免受寒，少去人群集中的公共场所，积极预防感冒；认真处理口腔、上呼吸道慢性感染，以防止污染分泌物被误吸入下呼吸道，诱发感染。口腔和胸腹手术患者要加强术后口腔呼吸道护理，慎用镇静、镇痛止咳药物，重视呼吸道湿化、稀释分泌物，鼓励咳嗽，必要时可作吸痰，使痰液引流通畅。

饮食调摄

多吃高蛋白营养丰富食物，如瘦肉、牛肉、羊肉、猪肝、蛋类、家禽、鲜鱼、黄鳝、虾、牛奶及豆制品等。主食用米饭、粳米粥、馒头、包子、馄饨、挂面等。支气管扩张属急性热病，消耗人体正气，影响脏腑功能，易于导致消化功能降低，食物应以高营养、清淡、易消化为宜，不要吃大鱼、大肉、过于油腻之品，以免中焦受遏，运化不利，营养反而不足。油腻之品大多性温热，可以生内热，湿滞为痰，不利于肺气的早日康复。辛辣食品性质温热，易化热伤津，而支气管扩张又属热病，两热相加，犹如负薪救火，使病情加重。因此，患者在膳食中不应加入辣椒、胡椒、芥末、川椒等调味品。酒也属辛热之品，可刺激咽喉及气管，引起局部充血水肿，应禁用。肺炎患者适量的多饮水和进食水果对疾病的康复是有利的。多数水果对本病有益，但不宜吃甘温的水果，如桃、杏、李子、橘子等，以免助热生痰。即使是一些寒性水果，也非多多益善。如果过量的吃一些寒凉性质的水果，可损伤到脾胃的阳气，有碍运化功能，不利于疾病的康复。

附一
体质测评方法

九种体质测评方法(＜65岁)

➤ 判定方法

回答《中医体质分类与判定表》中的全部问题，每一问题按5级评分，计算原始分及转化分，依标准判定体质类型：

原始分＝各个条目的分会相加

转化分数＝[(原始分－条目数)/(条目数×4)]×100

➤ 判定标准

平和质为正常体质，其他8种体质为偏颇体质，判定标准见下表。

体质类型	条　　件	判定结果
平和质	● 转化分≥60分 ● 其他8种体质转化分均＜30分	是
	● 转化分≥60分 ● 其他8种体质转化分均＜40分	基本是
	不满足上述条件者	否

续　表

体质类型	条　　件	判定结果
偏颇体质	转化分≥40分	是
	转化分30～39分	倾向是
	转化分<30分	否

示例1

某人各体质类型转化分为：平和质75分，气虚质56分，阳虚质27分，阴虚质25分，痰湿质12分，湿热质15分，血瘀质20分，气郁质18分，特禀质10分。

根据判定标准，虽然平和质转化分≥60分，但其他8种体质转化分并未全部<40分，其中气虚质转化分≥40分，故此人不能判定为平和质，应判定为是气虚质。

示例2

某人各体质类型转化分为：平和质75分，气虚质16分，阳虚质27分，阴虚质25分，痰湿质32分，湿热质25分，血瘀质10分，气郁质18分，特禀质10分。

根据判定标准，平质转化分≥60分，同时，痰湿质转化分在30～39之间，可判定为痰湿质倾向，故此人最终体质判定结果基本是平和质，有痰湿质倾向。

➤ 中医体质分类与判定表(<65 岁)

平和质(A 型)

	没有(根本不)	很少(有一点)	有时(有些)	经常(相当)	总是(非常)
(1) 您精力充沛吗?	1	2	3	4	5
(2) 您容易疲乏吗?*	1	2	3	4	5
(3) 您说话声音低弱无力吗?*					
	1	2	3	4	5
(4) 您感到闷闷不乐、情绪低沉吗?*					
	1	2	3	4	5
(5) 您比一般人耐受不了寒冷(冬天的寒冷,夏天的冷空调、电扇)吗?*					
	1	2	3	4	5
(6) 您能适应外界自然和社会环境的变化吗?					
	1	2	3	4	5
(7) 您容易失眠吗?*	1	2	3	4	5
(8) 您容易忘事(健忘)吗?*	1	2	3	4	5

注:标有 * 的条目需先逆向计分,即:1→5,2→4,3→3,4→2,5→1,再用公式转化分。

判断结果:□是　□倾向是　□否

气虚质(B 型)

	没有(根本不)	很少(有一点)	有时(有些)	经常(相当)	总是(非常)
(1) 您容易疲乏吗?	1	2	3	4	5
(2) 您容易气短(呼吸短促,接不上气)吗?					
	1	2	3	4	5

续　表

	没有（根本不）	很少（有一点）	有时（有些）	经常（相当）	总是（非常）
(3) 您容易心慌吗？	1	2	3	4	5
(4) 您容易头晕或站起时晕眩吗？					
	1	2	3	4	5
(5) 您比别人容易患感冒吗？	1	2	3	4	5
(6) 您喜欢安静、懒得说话吗？					
	1	2	3	4	5
(7) 您说话声音低弱无力吗？	1	2	3	4	5
(8) 您活动量稍大就容易出虚汗吗？					
	1	2	3	4	5

判断结果：□是　□倾向是　□否

阳虚质(C型)

	没有（根本不）	很少（有一点）	有时（有些）	经常（相当）	总是（非常）
(1) 您手脚发凉吗？	1	2	3	4	5
(2) 您胃脘部、背部或腰膝部怕冷吗？					
	1	2	3	4	5
(3) 您感到怕冷、衣服比别人穿得多吗？					
	1	2	3	4	5
(4) 您比一般人耐受不了寒冷（冬天的寒冷，夏天的冷空调、电扇等）吗？					
	1	2	3	4	5

续 表

	没有（根本不）	很少（有一点）	有时（有些）	经常（相当）	总是（非常）
(5) 您比别人容易患感冒吗？					
	1	2	3	4	5
(6) 您吃（喝）凉的东西会感到不舒服或者怕吃（喝）凉东西吗？					
	1	2	3	4	5
(7) 您受凉或吃（喝）凉的东西后，容易腹泻（拉肚子）吗？					
	1	2	3	4	5

判断结果：□是　□倾向是　□否

阴虚质（D 型）

	没有（根本不）	很少（有一点）	有时（有些）	经常（相当）	总是（非常）
(1) 您感到手脚心发热吗？	1	2	3	4	5
(2) 您感觉身体、脸上发热吗？					
	1	2	3	4	5
(3) 您皮肤或口唇干吗？	1	2	3	4	5
(4) 您口唇的颜色比一般人红吗？					
	1	2	3	4	5
(5) 您容易便秘或大便干燥吗？					
	1	2	3	4	5
(6) 您面部两颧潮红或偏红吗？					
	1	2	3	4	5

续　表

	没有 (根本不)	很少 (有一点)	有时 (有些)	经常 (相当)	总是 (非常)
(7) 您感到眼睛干涩吗？	1	2	3	4	5
(8) 您感到口干咽燥、总想喝水吗？					
	1	2	3	4	5

判断结果：□是　□倾向是　□否

痰湿质(E型)

	没有 (根本不)	很少 (有一点)	有时 (有些)	经常 (相当)	总是 (非常)
(1) 您感到胸闷或腹部胀满吗？					
	1	2	3	4	5
(2) 您感到身体沉重不轻松或不爽快吗？					
	1	2	3	4	5
(3) 您腹部肥满松软吗？	1	2	3	4	5
(4) 您有额部油脂分泌多的现象吗？					
	1	2	3	4	5
(5) 您上眼睑比别人肿(上眼睑有轻微隆起的现象)吗？					
	1	2	3	4	5
(6) 您嘴里有黏黏的感觉吗？					
	1	2	3	4	5
(7) 您平时痰多，特别是咽喉部总感到有痰堵着吗？					
	1	2	3	4	5

续　表

	没有（根本不）	很少（有一点）	有时（有些）	经常（相当）	总是（非常）
(8) 您舌苔厚腻或有舌苔厚厚的感觉吗？					
	1	2	3	4	5

判断结果：□是　□倾向是　□否

湿热质(F型)

	没有（根本不）	很少（有一点）	有时（有些）	经常（相当）	总是（非常）
(1) 您面部或鼻部有油腻感或者油亮发光吗？					
	1	2	3	4	5
(2) 您容易生痤疮或疮疖吗？	1	2	3	4	5
(3) 您感到口苦或嘴里有异味吗？					
	1	2	3	4	5
(4) 您大便黏滞不爽、有解不尽的感觉吗？					
	1	2	3	4	5
(5) 您小便时尿道有发热感、尿色浓(深)吗？					
	1	2	3	4	5
(6) 您带下色黄(白带颜色发黄)吗？(限女性回答)					
	1	2	3	4	5
(7) 您的阴囊部位潮湿吗？(限男性回答)					
	1	2	3	4	5

判断结果：□是　□倾向是　□否

血瘀质(G型)

	没有 (根本不)	很少 (有一点)	有时 (有些)	经常 (相当)	总是 (非常)
(1) 您的皮肤在不知不觉中会出现青紫瘀斑(皮下出血)吗?					
	1	2	3	4	5
(2) 您两颧部有细微红丝吗?					
	1	2	3	4	5
(3) 您身体上有哪里疼痛吗?					
	1	2	3	4	5
(4) 您面色晦黯或容易出现褐斑吗?					
	1	2	3	4	5
(5) 您容易有黑眼圈吗?	1	2	3	4	5
(6) 您容易忘事(健忘)吗?	1	2	3	4	5
(7) 您口唇颜色偏黯吗?	1	2	3	4	5

判断结果:□是 □倾向是 □否

气郁质(H型)

	没有 (根本不)	很少 (有一点)	有时 (有些)	经常 (相当)	总是 (非常)
(1) 您感到闷闷不乐、情绪低弱吗?					
	1	2	3	4	5
(2) 您容易精神紧张、焦虑不安吗?					
	1	2	3	4	5

续 表

	没有 （根本不）	很少 （有一点）	有时 （有些）	经常 （相当）	总是 （非常）
（3）您多愁善感、感情脆弱吗？					
	1	2	3	4	5
（4）您容易感到害怕或受到惊吓吗？					
	1	2	3	4	5
（5）您胁肋部或乳房胀痛吗？					
	1	2	3	4	5
（6）您无缘无故叹气吗？	1	2	3	4	5
（7）您咽喉部有异物感，且吐之不出、咽之不下吗？					
	1	2	3	4	5

判断结果：□是　□倾向是　□否

特禀质（I型）

	没有 （根本不）	很少 （有一点）	有时 （有些）	经常 （相当）	总是 （非常）
（1）您没有感冒时也会打喷嚏吗？					
	1	2	3	4	5
（2）您没有感冒时也会鼻塞、流鼻涕吗？					
	1	2	3	4	5
（3）您有因季节变化、温度变化或异味等原因而咳喘的现象吗？					
	1	2	3	4	5

续 表

	没有（根本不）	很少（有一点）	有时（有些）	经常（相当）	总是（非常）
(4) 您容易过敏(对药物、食物、气味、花粉或在季节交替、气候变化时)吗?					
	1	2	3	4	5
(5) 您的皮肤容易起荨麻疹(风团、风疹块、风疙瘩)吗?					
	1	2	3	4	5
(6) 您的皮肤因过敏出现过紫癜(紫红色瘀点、瘀斑)吗?					
	1	2	3	4	5
(7) 您的皮肤一抓就红,并出现抓痕吗?					
	1	2	3	4	5

判断结果:□是 □倾向是 □否

老年人体质测评方法(≥65 岁)

➤ 老年人中医体质判定

国家中医药管理局制订了《老年版中医体质分类与判定》标准,根据《老年人中医药健康管理服务记录表》前 33 项问题采集信息,每一问题按 5 级评分,依据体质判定标准判定体质类型。

老年人中医药健康管理服务记录表

姓名 □□□-□□□□□□　　　　编号：

请根据近一年的体验和感觉，回答以下问题	没有（根本不/从来没有）	很少（有一点/偶尔）	有时（有些/少数时间）	经常（相当/多数时间）	总是（非常/每天）
（1）您精力充沛吗？（指精神头足，乐于做事）	1	2	3	4	5
（2）您容易疲乏吗？（指体力较差，稍微活动一下或做一点家务劳动就感到累）	1	2	3	4	5
（3）您容易气短，呼吸短促，接不上气吗？	1	2	3	4	5
（4）您说话声音低弱无力吗？（指说话没有力气）	1	2	3	4	5
（5）您感到闷闷不乐、情绪低沉吗？（指心情不愉快，情绪低落）	1	2	3	4	5
（6）您容易精神紧张、焦虑不安吗？（指遇事心情紧张）	1	2	3	4	5
（7）您因为生活状态改变而感到孤独、失落吗？	1	2	3	4	5

续 表

请根据近一年的体验和感觉，回答以下问题	没有（根本不/从来没有）	很少（有一点/偶尔）	有时（有些/少数时间）	经常（相当/多数时间）	总是（非常/每天）
(8) 您容易感到害怕或受到惊吓吗？	1	2	3	4	5
(9) 您感到身体超重不轻松吗？（感觉身体沉重）{BMI 指数＝体重(kg)/[身高(m)]^2}	1 (BMI＜24)	2 (24≤BMI＜25)	3 (25≤BMI＜26)	4 (26≤BMI＜28)	5 (BMI≥28)
(10) 您眼睛干涩吗？	1	2	3	4	5
(11) 您手脚发凉吗？（不包含周围温度低或穿的少导致的手脚发冷）	1	2	3	4	5
(12) 您胃脘部、背部或腰膝部怕冷吗？（指上腹部、背部、腰部或膝关节等，有一处或多处怕冷）	1	2	3	4	5
(13) 您比一般人耐受不了寒冷吗？（指比别人容易害怕冬天或是夏天的冷空调、电扇等）	1	2	3	4	5

续 表

请根据近一年的体验和感觉，回答以下问题	没有（根本不/从来没有）	很少（有一点/偶尔）	有时（有些/少数时间）	经常（相当/多数时间）	总是（非常/每天）
(14) 您容易患感冒吗？（指每年感冒的次数）	1 一年<2 次	2 一年感冒 2～4 次	3 一年感冒 5～6 次	4 一年 8 次以上	5 几乎每月都感冒
(15) 您没有感冒时也会鼻塞、流鼻涕吗？	1	2	3	4	5
(16) 您有口黏口腻，或睡眠打鼾吗？	1	2	3	4	5
(17) 您容易过敏(对药物、食物、气味、花粉或在季节交替、气候变化时)吗？	1 从来没有	2 一年 1、2 次	3 一年 3、4 次	4 一年 5、6 次	5 每次遇到上述原因都过敏
(18) 您的皮肤容易起荨麻疹吗？（包括风团、风疹块、风疙瘩）	1	2	3	4	5
(19) 您的皮肤在不知不觉中会出现青紫瘀斑、皮下出血吗？（指皮肤在没有外伤的情况下出现青一块紫一块的情况）	1	2	3	4	5

续 表

请根据近一年的体验和感觉，回答以下问题	没有（根本不/从来没有）	很少（有一点/偶尔）	有时（有些/少数时间）	经常（相当/多数时间）	总是（非常/每天）
（20）您的皮肤一抓就红，并出现抓痕吗？（指被指甲或钝物划过后皮肤的反应）	1	2	3	4	5
（21）您皮肤或口唇干吗？	1	2	3	4	5
（22）您有肢体麻或固定部位疼痛的感觉吗？	1	2	3	4	5
（23）您面部或鼻部有油腻感或者油亮发光吗？（指脸上或鼻子）	1	2	3	4	5
（24）您面色或目眶晦黯，或出现褐色斑块/斑点吗？	1	2	3	4	5
（25）您有皮肤湿疹、疮疖吗？	1	2	3	4	5
（26）您感到口干咽燥、总想喝水吗？	1	2	3	4	5
（27）您感到口苦或嘴里有异味吗？（指口苦或口臭）	1	2	3	4	5

续 表

请根据近一年的体验和感觉，回答以下问题	没有（根本不/从来没有）	很少（有一点/偶尔）	有时（有些/少数时间）	经常（相当/多数时间）	总是（非常/每天）
（28）您腹部肥大吗？（指腹部脂肪肥厚）	1（腹围<80 cm，相当于2.4尺）	2（腹围80～85 cm，2.4～2.55尺）	3（腹围86～90 cm，2.56～2.7尺）	4（腹围91～105 cm，2.71～3.15尺）	5（腹围>105 cm，3.15尺）
（29）您吃（喝）凉的东西会感到不舒服或者怕吃（喝）凉的东西吗？（指不喜欢吃凉的食物，或吃了凉的食物后会不舒服）	1	2	3	4	5
（30）您有大便黏滞不爽、解不尽的感觉吗？（大便容易黏在马桶上）	1	2	3	4	5
（31）您容易大便干燥吗？	1	2	3	4	5
（32）您舌苔厚腻或有舌苔厚厚的感觉吗？（如果自我感觉不清楚可由调查员观察后填写）	1	2	3	4	5

续 表

请根据近一年的体验和感觉，回答以下问题					没有（根本不/从来没有）	很少（有一点/偶尔）	有时（有些/少数时间）	经常（相当/多数时间）	总是（非常/每天）
（33）您舌下静脉瘀紫或增粗吗？（可由调查员辅助观察后填写）					1	2	3	4	5
体质类型	气虚质	阳虚质	阴虚质	痰湿质	湿热质	血瘀质	气郁质	特禀质	平和质
体质辨识	1. 得分____ 2. 是 3. 倾向是	1. 得分____ 2. 是 3. 倾向是	1. 得分____ 2. 是 3. 倾向是	1. 得分____ 2. 是 3. 倾向是	1. 得分____ 2. 是 3. 倾向是	1. 得分____ 2. 是 3. 倾向是	1. 得分____ 2. 是 3. 倾向是	1. 得分____ 2. 是 3. 倾向是	1. 得分____ 2. 是 3. 基本是

体质判定标准表

<table>
<tr><th>体质类型及对应条目</th><th>条　　件</th><th>判定结果</th></tr>
<tr><td rowspan="3">气虚质(2)(3)(4)(14)
阳虚质(11)(12)(13)(29)
阴虚质(10)(21)(26)(31)
痰湿质(9)(16)(28)(32)
湿热质(23)(25)(27)(30)
血瘀质(19)(22)(24)(33)
气郁质(5)(6)(7)(8)
特禀质(15)(17)(18)(20)</td><td>各条目得分相加之和≥11 分</td><td>是</td></tr>
<tr><td>各条目得分相加之和为 9～10 分</td><td>倾向是</td></tr>
<tr><td>各条目得分相加之和≤8 分</td><td>否</td></tr>
<tr><td rowspan="3">平和质(1)(2)(4)(5)(13)(其中,(2)(4)(5)(13)反向计分,即 1→5,2→4,3→3,4→2,5→1)</td><td>各条目得分相加之和≥17 分,同时其他 8 种体质得分均≤8 分</td><td>是</td></tr>
<tr><td>各条目得分相加之和≥17 分,同时其他 8 种体质得分均≤10 分</td><td>基本是</td></tr>
<tr><td>不满足上述条件者</td><td>否</td></tr>
</table>

➢ 注意事项

信息采集：提醒受试者以一年内的感受与体验为判断依据,而非即时感受。参照括号内的描述向受试者解释其不能理解的条目,但不能主观引导受试者的选择。

表格填写：逐条逐项填写,杜绝漏填。每一个问题只能选一个选项,在最符合的选项上划“√”。如出现规律性选项等情况,需要核实。

体质判定：偏颇体质正向计分,平和质有 4 个条目反向计分(即 1→5,2→4,3→3,4→2,5→1)。判定平和质时,除了达到得分条件外,同时其他 8 种体质得分均≤10 分。当每种体质得分相加均≤8 分,出现无法判断体质类型等情况,则需 2 周后重新填写。

附二

曙光医院治未病中心医生门诊信息

张晓天

高血压、亚健康专家门诊：周三上午（东院）、周四下午（西院）

朱蕴华

糖尿病专家门诊：周一、周四上午（东院）

郑　珏

脂肪肝专病门诊：周二全天（东院）

郭丽雯

便秘专病门诊：周五全天（东院）

汤峥丽

高血压专病门诊：周一、周四下午（东院）

王　莹

冠心病专病门诊：周三下午（东院）

亚健康专病门诊：周三上午（东院）